AF260406

GUIDE SANITAIRE

L'OUVRAGE

EST DIVISÉ EN DEUX PARTIES

1re PARTIE. — Hygiène Militaire aux Colonies.

2e PARTIE. — Premiers soins à donner dans les principales affections coloniales médicales, chirurgicales et blessures de guerre.

GUIDE SANITAIRE

A L'USAGE

DES OFFICIERS ET CHEFS DE DÉTACHEMENTS

DE L'ARMÉE COLONIALE

—

CONFÉRENCES

FAITES AUX

Officiers du 2me régiment d'Infanterie de Marine

EN 1895-1896

PAR

Le Docteur GAYET

Médecin principal de la Marine, Médecin Major
Chevalier de la Légion d'honneur

PARIS

OCTAVE DOIN, ÉDITEUR

8, PLACE DE L'ODÉON, 8

—

1897

GUIDE SANITAIRE

PREMIÈRE PARTIE

Hygiène Coloniale

CONSIDÉRATIONS SUR L'HYGIÈNE EN GÉNÉRAL ET L'HYGIÈNE
AUX COLONIES EN PARTICULIER

L'*hygiène* que nous traduirons simplement par *Soin de la santé*, repose sur des principes nettement établis.

L'hygiène coloniale en particulier a ses lois scientifiquement consacrées, et possède des moyens d'action éprouvés.

C'est pour ne pas avoir suffisamment respecté ces lois que la morbidité et la mortalité ont été aussi effrayantes pendant l'expédition récente de Madagascar.

Tués à l'ennemi, 7 ; blessés au feu, 94 ; morts de maladies, 5.600 ; malades, plus de 15.000, tel a été le bilan de cette affreuse campagne.

Après un désastre aussi terrible, dû uniquement à l'inobservation et au mépris des règles hygiéniques les plus élémentaires, peut-il être permis à un officier de méconnaître l'importance de l'hygiène !

La leçon a été dure et cependant nous ne manquions pas d'exemples. Nous avions ceux du Mexique, du Soudan, du Dahomey, et notamment ceux de Formose et de la première affaire de Madagascar (1884-1885) ; dans ces derniers, la morbidité de nos troupes avait atteint 72 $\%$ et 85 $\%$.

Le Ministère de la Guerre, auquel avaient été confiés les préparatifs de l'expédition de Madagascar, s'était bercé au début de la douce illusion de ne pas atteindre 18 $\%$, proportion de la morbidité des soldats anglais européens, pendant la guerre des Ashantis en 1873.

Hélas, ce chiffre a été considérablement dépassé, il est plus facile de faire des prédictions optimistes que d'assurer les moyens de les réaliser.

La vie du colon et du soldat devenu colonial est un défi permanent jeté à l'hygiène. Il n'est donc pas étonnant si les troupes européennes de l'armée coloniale font chaque année des pertes considérables.

Le colonel Wendling rapporte, dans une brochure, que, d'après les chiffres fournis par les matricules du 4ᵉ régiment d'Infanterie de Marine, ce régiment d'un effectif moyen de 6.000 hommes, avait subi un déchet annuel de 616 hommes.

La France, en mettant entre vos mains les destinées de son empire colonial vous a confié une glorieuse et pénible charge.

Dans son livre sur *l'armée coloniale au point de*

vue de l'hygiène pratique, le Dr Reynaud s'exprime
ainsi : « S'il est beau de donner sa vie pour son pays
« sur le champ de bataille, il n'est pas moins beau de
« la sacrifier de sang-froid à la grandeur nationale,
« en exposant tous les jours sa santé pour la sauve-
« garde de nos colonies. Les combats ne sont pour
« l'armée coloniale qu'une diversion à la lutte cons-
« tante qu'elle soutient contre d'autres plus redou-
« tables ennemis. »

Comment doit vivre le militaire devenu colonial ?

« Ne pas violenter la nature, mais plutôt en tourner
« les obstacles, en discipliner les écarts, telle doit
« être, écrit le Dr Treille, Inspecteur général du ser-
« vice de santé des colonies, la devise de l'Européen
« vivant sous les tropiques. Qu'il ne pousse pas jus-
« qu'au défi l'indifférence pour la chaleur solaire ;
« qu'il tienne un compte avisé de ses besoins physio-
« logiques ; qu'il ne perde pas de vue enfin les néces-
« sités hygiéniques auxquelles il doit obéir — sous
« peine de mort — dans le choix du lieu de son éta-
« blissement, dans la construction de sa maison, dans
« ses habitudes de vie ! »

Si l'Européen se plie à ces règles, il ne tardera pas
à s'adopter au milieu intertropical, malgré l'élévation
thermique.

Les auteurs sont aujourd'hui unanimes pour faire
dériver de la chaleur et de l'humidité de l'atmosphère,
l'influence nocive prépondérante dans le climat.

La chaleur, même excessive, dans une atmosphère
relativement sèche, n'est pas très dangereuse, si l'Eu-

ropéen prend le soin d'éviter l'action solaire et de se mettre en garde contre le coup de soleil. Mais la chaleur et l'humidité de l'atmosphère réunies sont détestables et sont les principaux facteurs de la pathologie des pays chauds.

Le Dr Treille fait ressortir, en parlant de l'humidité, qu'il s'agit *de la tension de la vapeur d'eau* et non de la fraction de la saturation de l'espace, exprimée en centièmes.

C'est *l'élévation de la tension de la vapeur d'eau,* plus encore que la chaleur, qui est la cause de l'accélération de la respiration, de l'augmentation de la pression vasculaire, de la sudation excessive, de l'hyperthermie légère et normale que présentent les Européens à leur arrivée dans les pays chauds.

Je vais m'efforcer de vous montrer la filiation des phénomènes qui se passent dans notre organisme, des tendances pathologiques auxquelles donne lieu la tension exagérée de la vapeur d'eau dans l'atmosphère.

L'air que nous respirons en France se compose, pour 100 volumes, de 79 d'azote, 20,8 d'oxygène, 0,04 d'acide carbonique, et traces de vapeur d'eau. Ce dernier élément étant essentiellement variable. Dans les indications fournies par la colonne barométrique, se trouve évidemment comprise la tension de la vapeur d'eau atmosphérique. Plus celle-ci s'élève et plus s'abaisse la tension de l'air sec et, en particulier, la tension de l'oxygène.

Or, l'oxygène a le rôle actif dans la respiration, dans l'hématose.

Si donc sa pression, qui règle les conditions de l'endosmose pulmonaire, diminue, il arrive dans les alvéoles pulmonaires, en tension insuffisante pour pénétrer dans le sang. D'où gêne et accélération du rythme respiratoire, pour suppléer à ce défaut d'oxygène, en augmentant le nombre des inspirations.

Plusieurs d'entre vous, Messieurs, avez dû éprouver, comme moi, en Cochinchine, par certaines journées de mai ou de juin, cette anxiété pénible qui se traduit par de l'agitation, par de l'énervement, par ce besoin impérieux d'absorber de l'air. Avec quelle impatience on attend l'heure consacrée au tour de l'Inspection, et avec quel plaisir on s'étend dans une voiture, le nez au vent, la tête découverte, respirant largement cet air rendu plus vif par la rapidité de la course.

L'hématose est la transformation du sang veineux en sang artériel; si l'absorption de l'oxygène est insuffisante, le sang en sera altéré dans sa qualité; de plus, comme l'ont prouvé Mathieu et Urbain, la chaleur empêche l'oxygène de se fixer avec énergie aux globules de sang. Voilà donc bien les causes de cette anémie coloniale qui s'empare de tout Européen arrivant dans les pays chauds.

Mais poursuivons, car là ne se borne pas l'action de la tension de la vapeur d'eau atmosphérique.

Le corps humain produit constamment de la chaleur qu'il perd au fur et à mesure de sa production.

1° Par l'échauffement de l'air inspiré.

2° Par le contact.

3° Par l'exhalation de la vapeur d'eau pulmonaire.

4° Par l'évaporation cutanée.

Dans les pays tropicaux, le rôle de ces quatre voies de déperdition devient presque nul.

Pour les deux premières, la différence entre la température de l'air extérieur, celle de l'air résidual pulmonaire et de la chaleur du corps est très minime. Pour les deux dernières, la tension de la vapeur d'eau atmosphérique s'oppose, d'autant plus qu'elle est élevée, à la vaporisation de l'eau d'exhalation pulmonaire et cutanée.

La conséquence en est une rétension de calorique à l'intérieur et une tendance à l'hyperthermie pathologique, qui ouvre la porte à toutes les fièvres.

Par suite de cette opposition à l'exhalation pulmonaire, la vapeur d'eau est retenue dans le sang. Elle vient donc s'ajouter à la masse de ce liquide, dont elle augmente la partie séreuse. Si elle s'y maintient en trop grande quantité, des infiltrations se produisent, alors apparaît l'hydrémie ou pléthore coloniale des anciens. Cette rétention de la vapeur d'eau dans le système circulatoire se répercute vers le réseau cutané, très ténu, et aussi très dilaté par la chaleur ambiante. Ce réseau se trouve dès lors très facilement traversé par la partie séreuse du sang, et une sudation plus ou moins abondante en est la conséquence.

Cette suractivité de la sécrétion sudorale entraîne à son tour une exagération de la sensation de la soif et pousse l'Européen à boire beaucoup trop, afin de remplacer le liquide sorti de l'organisme.

Cette ingestion immodérée des boissons est une des principales causes des affections endémiques des pays chauds.

Suivons-la dans son long parcours.

Dès son entrée dans l'estomac, elle amoindrit le pouvoir dissolvant du suc gastrique ; elle en diminue la sécrétion en même temps qu'elle le pervertit. Le système musculaire de l'estomac, obligé d'intervenir pour combattre la distension de cet organe, se fatigue et oppose une résistance de plus en plus faible. Dès lors, l'élaboration des aliments est incomplète, les digestions sont pénibles, et l'estomac se dilate. Dans l'intestin, cette absorption insolite du liquide irrite cet organe, donne lieu à toutes sortes d'inflammations, et peut causer de la diarrhée, de la dysenterie. Cette quantité de liquide augmente la pression du système porte, réseau vasculaire assez fermé qui peut être comparé à un arbre dont les très nombreuses racines venues de la portion sous-diaphragmatique du tube digestif et de ses annexes, se réunissent pour former un tronc, la veine-porte, et dont les branches se ramifient dans le foie.

Le système porte a pour but de verser dans le foie le sang de tous les organes contenus dans la cavité abdominale, excepté des reins. Si sa pression est augmentée, le foie recevra une plus grande quantité de sang, qu'il essaiera de déverser par les veines sus-hépatiques dans la veine cave inférieure. Mais celle-ci, qui est elle-même gênée, s'y opposera, et le foie, distendu par cet excès de sang, se congestionnera deviendra turgide, etc. La rate elle-même pourra se congestionner par l'obstacle apporté à la circulation de la veine splénique, racine du système porte.

En résumé, *l'élévation de tension de la vapeur d'eau* de l'atmosphère peut engendrer, par une filiation naturelle, tout un groupe d'états morbides : *l'anémie*, quelquefois *l'hydrémie*, *l'hyperthermie pathologique*, c'est-à-dire les fièvres simples, bilieuses ; *les affections de l'estomac, de l'intestin, du foie.*

Conclusion. — Les climats chauds sont d'autant plus nuisibles à l'organisme européen que l'élévation de la tension de la vapeur d'eau atmosphérique est grande.

Nous allons maintenant examiner quels sont les moyens d'action pour lutter contre cette chaleur humide, et nous les trouverons dans la *nourriture*, *l'habillement*, *l'habitation* et certaines *mesures hygiéniques* que nous indiquerons.

L'armée coloniale française compte actuellement aux colonies environ 34.000 hommes.

> 18.000 Européens (guerre et marine).
> 16.000 Indigènes.

La mortalité dans les troupes européennes est :

En France,	de 9 à 11,	pour 1000		
En Algérie,	de 11 à 12,	»	»	
Aux Antilles,	de 18 à 22,	»	»	
Aux Indes,	de 37	»	»	
Au Sénégal,	de 73	»	»	
A la Réunion {	autrefois de 28 à 30	»	»	
	depuis les affaires de Madagascar }	de 80 à 90 p. 1000		

en Nouvelle Calédonie . . . 9 à 10 pour 1000

en Cochinchine (1)
- en 1865 · de 99 pour 1000
- en 1866 de 87 » »
- en 1867 · de 145 (2) »
- en 1868 · de 49 » »
- en 1869 · de 56 · » · »
- aujourd'hui de 22 à 24 »

au Tonkin (3)
- en 1883 de 22 » »
- en 1884 de 28 « »
- en 1885 { 1er semestre de 24 / 2e semestre de 79 (4)
- en 1886 de 64 » »
- en 1887 de 81 » »
- en 1888 de 108 » »
- aujourd'hui de 75 » »

Pendant les expéditions, la mortalité est encore beaucoup plus grande. La statistique du Tonkin en est une preuve. Je n'ai pas les chiffres des premières années de l'occupation de la Cochinchine ; ceux de 1863 donnent 22 $\%_0$ de décès. Dans cette même année, sur 680 hommes renvoyés en France, 101 moururent à bord des navires qui les rapatriaient.

Le docteur Durand, médecin de première classe de la marine, a relevé les chiffres suivants pendant la campagne du Soudan (1890).

(1) Dans ces chiffres sont compris les morts dans la colonie et dans les traversées de retour.

(2) Augmentation due à l'expédition de la Plaine des Joncs.

(3) Statistique empruntée au « Tonkin et la Mère-Patrie » par J. Ferry.

(4) Augmentation due au choléra apporté par les troupes venant de Formose, et aux conséquences de la guerre.

Infanterie de marine	25,86 pour 100
Artillerie de marine.	17,39 » »
Compagnie auxiliaire (indigènes) .	15,87 » »
Conducteurs sénégalais.	12,50 » »
Tirailleurs	7,56 » »
Officiers.	5 » »

Remarquez en passant, Messieurs, cette proportion de décès plus forte pour l'Infanterie de marine que pour l'Artillerie, due uniquement à ce que les artilleurs sont mieux choisis et plus vigoureux que les autres.

Le docteur Lota, médecin de première classe de la marine, démissionnaire, écrit en 1888 (1).

« 40 à 54 %, tel est le chiffre moyen de la mortalité annuelle des Européens dans le Haut-Sénégal pendant les trois dernières années... Du 6 juillet 1885 au 20 janvier 1887, 86 hommes avaient succombé sur un effectif maximum de 350 hommes. »

Les statistiques médicales pour Formose n'ont pas été tenues à jour, mais, en qualité de médecin-chef du corps expéditionnaire, j'ai pu recueillir des renseignements qui me permettent d'établir que la mortalité a été d'au moins 26 à 28 %.

Cette expédition, faite sans avoir été préparée, a été désastreuse. Les premiers bœufs vivants ne sont arrivés à Kee-lung que le 14 novembre, et ce n'est qu'à partir de ce jour que les troupes ont pu recevoir des rations de viande fraîche.

Du 1ᵉʳ octobre 1884, date de la prise de Kee-Lung,

(1) « Deux ans entre Sénégal et Niger. »

jusqu'au 14 novembre, les hommes n'avaient eu que de l'endaubage et du lard salé, sauf le 4 novembre, jour où une reconnaissance avait capturé sept buffles vivants, dont la viande avait été distribuée aux soldats dès le lendemain.

Ce corps expéditionnaire, comprenant 1724 hommes, venant de la Cochinchine et du Tonkin, comptait après deux mois et demi d'occupation de Kee-Lung, 625 hommes dans les ambulances à terre, environ 150 à bord du transport « la Nive, » et 105 morts, dont 80 du choléra, 6 d'accès pernicieux, 8 d'affections diverses, et 11 tués.

A Madagascar, campagne de 1895, la mortalité chez les troupes européennes a atteint l'énorme proportion de 32 %.

Au Dahomey, pays plus malsain que Madagascar, le docteur Rangé, médecin principal des colonies, dans son rapport sur le service de santé pendant la campagne du Bénin, donne 299 décès, dont 79 indigènes et 220 européens, soit 19 % de ces derniers.

Si la mortalité pendant cette expédition a été moindre qu'à Madagascar, c'est parce que certaines précautions hygiéniques ont été rigoureusement observées.

Les Européens étaient considérés uniquement comme des combattants et n'étaient jamais employés à débroussailler et à faire des travaux de routes.

En outre, on avait réduit au minimum la charge du soldat, et c'est ainsi que l'Européen ne portait sur le dos que 15^{kg},645, y compris son fusil et ses cartouches ; le reste du fourniment était porté par des coolies indigènes.

—

De toutes ces données, nous devons conclure que les troupes de la Marine subissent annuellement des pertes énormes pouvant être évaluées à 105 pour 1000.

Si nous comparons la mortalité dans les troupes coloniales anglaises et françaises, les résultats de cette comparaison ne seront pas à notre avantage.

Elle est, dans l'armée anglaise : ·

En Angleterre	6,68 pour 1000	
A Malte	14,77 »	»
A l'île Maurice	16,67 »	»
Aux Indes	16 »	»
En Chine et détroits.	11,43 »	»
Aux Bermudes.	13 »	»
Au Canada.	7,86 »	»
En Egypte (1).	28,98 »	»

Cet état sanitaire, supérieur au nôtre, est dû en grande partie à leurs installations hygiéniques, et aussi à une excellente organisation de leurs troupes.

L'armée Coloniale Française présenterait une situation aussi satisfaisante, si l'on se décidait à lui donner une constitution et un confortable mieux appropriés aux nécessités des climats tropicaux.

Pour obtenir cette situation, il suffirait d'apporter :

1° Des modifications dans le recrutement ;

2° Des améliorations hygiéniques dans la vie du soldat colonial.

(1) En pleine expédition.

1° Les modifications dans le recrutement comporteraient :

A. Une augmentation de l'élément Indigène.

B. Un meilleur choix de l'élément Européen.

A. — Augmentation de l'élément indigène.

Dans beaucoup de nos colonies se trouvent des populations natives, pour la plupart belliqueuses, qui fourniraient d'excellents soldats.

Les tirailleurs sénégalais, les Haoussas, les Sakalaves, en sont des exemples.

Les tirailleurs annamites et tonkinois, bien encadrés par des troupes européennes, ont figuré très-honorablement sur les champs de bataille du Tonkin, et rendent de grands services pour la garde et la police des provinces conquises.

Dans l'armée coloniale anglaise, les indigènes sont presque deux fois et demie plus nombreux que les Européens, et, dans toutes les colonies malsaines, l'élément indigène est quatre, cinq, six fois plus nombreux que l'élément européen, ainsi à Sierra-Leone.

Les Allemands entrent dans cette voie pour leurs possessions de l'Afrique orientale.

En vérité, je ne sais pour quelles raison notre gouvernement ne donne pas plus d'extension à ce mode de recrutement. Je ne peux du reste mieux faire que de reproduire ce passage extrait de la brochure du Colonel A. Wendling :

« En Nouvelle-Calédonie, les indigènes de l'île des

Pins et des Loyalty seraient organisés en compagnies séparées de celles des Canaques de la Grande-Terre... Elles seraient uniquement employées près des postes européens pour la surveillance des transportés et la recherche des évadés... A Madagascar, nous trouverons chez les Sakalaves d'abondantes ressources... Au Sénégal, ce recrutement est facile, inépuisable, si nous savons nous y prendre... On devrait, pour ces corps, contrairement à ce qui se fait aujourd'hui, éviter de mettre côte à côte des populations de races et de religions ennemies ; ainsi on devrait former des bataillons spéciaux avec les Toucouleurs du Fouta, musulmans fanatiques sur qui nous ne devons pas trop compter dans nos campagnes du Soudan. Ces bataillons seraient employés de préférence dans les Rivières du Sud et la côte de Guinée. Au contraire, dans les régions du Sénégal et du Haut-Niger, nous ne devrions employer que des Bambaras fétichistes, soldats de métier, d'une bravoure poussée à l'extrême et d'une fidélité à toute épreuve. »

Les soldats indigènes ne nous manqueraient donc pas, si nous voulions nous en servir, et ils économiseraient bien de l'argent, et beaucoup d'existences de sujets français.

B. — Meilleur choix de l'élément Européen.

Si les régiments coloniaux viennent à être créés, écrivait le docteur Morache, il y a une vingtaine d'années, dans son traité d'Hygiène militaire, leur recrutement exigera des hommes ayant déjà fait un certain temps de service en France. De plus, ces derniers devront remplir deux conditions : 1° n'avoir pas moins de 25 ans au moment où on les enverra dans les pays intertropicaux ; 2° présenter une santé absolument robuste.

Au Tonkin, à Formose, au Dahomey, nous avons pu remarquer la solidité, à tous les points de vue, des bataillons de la légion étrangère, composés d'hommes dont la grande majorité avait de 25 à 30 et même 35 ans.

Le docteur Plouzané a constaté, dans le Haut-Sénégal et dans le Haut-Niger, que les disciplinaires, dont la moyenne d'âge était d'environ 25 ans, offraient la plus grande résistance.

Le docteur Durand réclame pour le Soudan des hommes moins jeunes, plus débrouillés.

Le docteur Rangé, dans sa relation de la campagne du Bénin, fait ressortir la supériorité de la résistance physique de la légion étrangère, composée de soldats presque tous rengagés, endurcis, rompus à toutes les fatigues, peu accessibles aux dépressions morales.

Les soldats d'Infanterie de marine étaient beaucoup trop jeunes ; la plupart étaient âgés de 19 à 22 ans ; ils n'avaient pas une résistance suffisante, se décourageaient à la première atteinte du paludisme, et n'aspiraient plus qu'à rentrer en France.

Les hommes du bataillon d'Afrique avaient une résistance encore moindre, n'avaient aucun ressort et cherchaient surtout à entrer dans les ambulances. Leur valeur morale et physique se ressentait du mode de recrutement de ce corps.

En tenant compte de la morbidité, de la mortalité et des invalidations par rapatriement, la réduction d'effectif pour chaque corps, à la fin de l'expédition, était :

Légion étrangère. . . . . 9,7 pour 100
Artillerie de marine. . . . . . . 23,3 » »
Génie. . . . . 24,2 » »
Infanterie de marine. . . . . . 39 » »
Bataillon d'Afrique. . . . . 47,9 » »

Lord Wolseley demande que les soldats anglais ne soient pas envoyés dans les colonies avant l'âge de 22 ans.

Pour toutes ces raisons, nos soldats ne devraient donc pas être expédiés dans les pays chauds avant l'âge de 22 ans.

Les hygiénistes sont unanimes pour reconnaître qu'à 18 ans l'homme n'est nullement développé, qu'à 21 ans, il entre dans la période de plein développement et que c'est vers 25 ans qu'il est réellement développé.

La loi du 30 juillet 1893 établit que le recrutement de l'armée coloniale sera désormais assuré par les engagements volontaires et les rengagements.

Cette loi, en maintenant les engagements de 18 ans et en autorisant l'envoi aux colonies de soldats âgés de moins de 19 et de 20 ans, est, pour les hygiénistes militaires des pays chauds, une loi abominable, car elle compromet sciemment l'existence de jeunes engagés, dont le plus grand nombre n'ont pas la résistance nécessaire pour lutter contre l'influence meurtrière des climats tropicaux.

Tout en conservant les conditions actuelles d'aptitude physique, on ne devrait admettre à contracter un engagement dans l'armée coloniale que les jeunes gens ayant au moins vingt ans révolus qui consentiraient à souscrire un engagement minimum de quatre ans. Ces engagés ne seraient portés sur la liste de départ colonial qu'après avoir atteint l'âge de 24 ans 1/2.

Deux objections peuvent être faites à cette proposition : 1° Par ce mode, les jeunes gens qui s'engagent avec l'intention d'arriver au grade de sous-lieutenant seront très-retardés, et leur avenir en sera compromis.

Non. Ceux qui auront cette intention s'engageront dans l'armée de terre, et, en sortant de Saint-Maixent, comme cela a lieu à Saint-Cyr, ils pourront choisir, d'après leur rang, les troupes coloniales.

2° Par ce mode, les engagements ne seront pas suffisants, et le recrutement sera compromis.

Non. Concilier les difficultés du recrutement, et les exigences de l'hygiène est chose difficile, mais très-possible. L'armée coloniale sera d'autant plus résistante et partant d'autant plus solide que les rengagés y seront plus nombreux.

Il faut donc attirer dans les troupes coloniales, par les primes et les hautes-payes, ces hommes, âgés de 22 à 25 ans, ayant déjà accompli leur service militaire, et rompus au métier de soldat.

La Marine éprouve quelques difficultés à recruter ces rengagés, dont beaucoup doivent lui venir de la Guerre, et, pour ce motif, elle est obligée, afin d'assurer le recrutement de ses troupes, d'accepter les engagés de 18 ans, et les rengagés quels qu'ils soient.

Ces difficultés seraient moindres pour le Ministère de la Guerre qui trouverait plus facilement dans l'armée française, en encourageant les hommes âgés d'au moins 22 ans, tous les éléments d'une excellente armée coloniale. Les rengagements sont chaque jour de plus en plus nombreux dans les troupes de la Marine.

Seront-ils suffisants pour permettre la suppression des engagés de 18 et 19 ans ?

On peut l'espérer, mais c'est bien douteux.

—

2° *Améliorations hygiéniques dans la vie du soldat colonial.* — Ces améliorations seront indiquées dans les chapitres qui vont suivre, concernant l'*alimentation*, les *boissons*, l'*habillement*, l'*habitation*, la *vie du soldat* à la caserne et dans les colonnes.

Nota. — Les chiffres que je publie dans la statistique pour la Cochinchine sont supérieurs aux chiffres officiels donnés par le service de santé de la colonie. La raison en est que ma statistique est celle de l'infanterie de marine qui comprend non seulement la mortalité dans les ambulances et les hôpitaux donnée par la Direction du service de santé, mais aussi les quelques cas isolés de mort, dans les postes par exemple, et les décès à bord des transports de rapatriement.

CHAPITRE I

Brillat-Savarin, dans les prolégomènes de sa « Physiologie du goût, » s'exprime ainsi :

« Dis-moi ce que tu manges, et je te dirai ce que tu es. »

Le docteur Ravenez modifie cet aphorisme par le suivant : «, Dites-nous comment vous mangez, et nous vous dirons ce que vous êtes. »

Nous vous dirons si vous êtes apte à parcourir jusqu'au bout la carrière mouvementée de la vie militaire.

Si manger est un besoin, savoir manger est une science, c'est dans tous les cas le commencement de la sagesse.

Le corps humain est une machine, qui doit fournir :

1º Le combustible calorigène, producteur du mouvement ;

2º L'élément d'accroissement et de réparation.

Le combustible de toute machine est le carbone ; l'élément de réparation spécial à notre charpente est l'azote ; qui forme la base de nos tissus.

Se nourrir revient donc à absorber du carbone et de l'azote, mais dans quelles proportions ?

En ne tenant pas compte de l'azote de l'air atmosphérique, quoiqu'il y ait un peu plus d'azote dans l'air expiré que dans l'air inspiré, l'homme adulte, faisant un travail ordinaire, rend en moyenne par 24 heures :

20 grammes d'azote, dont 14,5 par les urines, sous forme d'urée et d'urates, et 5,5 par les selles et la transpiration cutanée ;

310 grammes de carbone, dont 250 par les poumons, et 60 par les sécrétions biliaire, urinaire, et cutanée.

En outre, l'homme rend, par les émonctoires divers, 25 à 30 grammes de sels, principalement du chlorure de sodium, et 2.530 grammes d'eau.

Le soldat, qui a été comparé, pendant le temps de paix, à un homme travaillant convenablement, mais sans excès, devra donc, pour réparer ses pertes, absorber 20 grammes d'azote, et 310 grammes de carbone, plus la quantité de ces éléments nécessaires à son accroissement corporel.

La ration du soldat, en France, contient pour le temps de paix :

				Azote	Carbone
Pain. . . .	1000 grammes correspondant à	12 gr.	300 gr.
Viande. . .	300	»	»	7,20	26,20
Légumes frais.	100	»	»	0,31	5,20
Légumes secs.	30	»	»	1,30	14,30
				20,81	345,70

Cette ration, d'après **M.** Morache, est suffisante, et elle est même le plus souvent supérieure à celle que les hommes reçoivent chez eux, car il est constaté que le plus grand nombre des recrues augmentent de poids après quelques semaines passées au corps.

Dans les pays chauds, les dépenses et les pertes de l'organisme étant sensiblement plus grandes, cette ration du temps de paix doit être notablement augmentée et portée à 23 grammes d'azote, et 370 grammes de carbone.

Pendant les expéditions coloniales, les dépenses sont encore bien plus élevées, la ration doit donc être encore augmentée, et la majorité des médecins français, des hygiénistes militaires anglais, italiens et allemands, sont d'accord pour la porter à :

26 grammes d'azote et 380 grammes de carbone.

Les deux rations coloniales, dans les pays tropicaux, devraient donc contenir :

en paix . . . . . . 23 gr. d'azote et 370 gr. de carbone ;
en expédition . . . 26 » 380 »

Quels sont les aliments qui fournissent ces subtances ?

Les éléments nécessaires à l'entretien et à la réparation de nos tissus sont fournis par les substances albuminoïdes, la graisse, les hydrocarbonés et les sels.

Ils constituent : 1° les aliments plastiques (substances quaternaires : carbone, oxygène, hydrogène, azote) ; ce sont les substances albuminoïdes d'origine animale, albumine, fibrine, caséine, gélatine, chondrine ; d'origine végétale : légumine (caséine végétale), gluten (fibrine végétale) ;

2° les aliments respiratoires (substances ternaires : carbone, oxygène, hydrogène), non azotés : sucres, féculents, graisses.

Un régime exclusivement végétal, ou exclusivement animal, peut-il entretenir convenablement la vie ?

Oui, en France ; non, aux colonies ; quoique les peuples indigènes tirent principalement leurs aliments du règne végétal, et qu'il soit recommandé à l'Européen de conformer son régime alimentaire aux usages du pays où il se trouve.

Le régime exclusivement végétal conduit rapidement à l'anémie, à l'hydrémie, et tous les deux, pris séparément, amènent bientôt une altération du suc gastrique qui rend les digestions beaucoup plus pénibles.

Un régime exclusivement azoté ou exclusivement non azoté est-il compatible avec la vie ?

Non ; des chiens nourris avec de la graisse, du sucre, des gommes, ont péri au bout de 30 jours. Même observation a été faite, avec des temps variables sur la durée de la vie, pour le régime exclusivement azoté.

Dans les pays chauds, le mélange des aliments est absolument nécessaire, et, non seulement la nourriture doit être très variée, mais la cuisine doit être bien faite afin de favoriser le goût et d'exciter l'appétit des coloniaux. Quelle doit donc être la meilleure alimentation dans les pays tropicaux ?

Le plus généralement, dans ces contrées, la digestion est alanguie, souvent même pervertie.

Et la température de l'Européen y ayant une tendance à s'élever au-dessus de la normale, celui-ci doit éviter d'ingérer des aliments calorigènes.

Il convient donc de rechercher des aliments qui exigent du suc gastrique et du système musculaire de l'estomac le minimum de travail, et qui ne produisent pas une grande quantité de calorique.

En d'autres termes, le régime alimentaire des tropiques doit :

1° Ne pas nécessiter un travail exagéré du suc gastrique et des fonctions de l'estomac ;

2° Ne pas contribuer à augmenter la chaleur du corps.

Pour répondre à la première indication, on évitera de faire des repas trop copieux, surtout des repas arrosés de vins généreux et d'alcool, qui produisent facilement des désordres de l'estomac.

Les fruits, pris modérément, principalement la banane, sont salutaires ; ils excitent la sécrétion du suc gastrique, facilitent le jeu intestinal et donnent aux garde-robes une consistance molle que la perte d'eau sudorale a trop de tendance à leur enlever.

Quelques épices, poivre, sel, un peu de kari, de piment, pris de temps en temps, relèvent l'appétit, à la condition d'en prendre très modérément, car ces condiments, qui excitent les forces digestives, les épuisent bien vite, si leur usage en est trop répété.

Pour fournir moins de chaleur, il faudrait retrancher de l'alimentation les aliments respiratoires, qui sont les aliments de combustion par excellence. Mais leur suppression est impossible, car ils sont in-

dispensables pour obtenir la quantité de carbone nécessaire.

Au point de vue calorique :

100 gr. de graisse donnent 9,070 calories
tandis que 100 d'hydrocarbonés 3,360 »

Pour des poids égaux, la graisse fournit donc près
de trois fois plus de calories que les hydrocarbonés,
et comme tous les deux sont des composés ternaires
et peuvent se remplacer, il n'y aurait qu'à la supprimer. Malheureusement, il faut de la graisse dans
l'alimentation, parce qu'elle épargne l'albumine et
qu'elle représente le combustible le plus riche que
l'organisme puisse recevoir ; ainsi 100 de graisse
équivaut à 270 d'hydrocarbonés au double point de
vue de l'alimentation et de l'oxygène nécessaire à la
combustion.

Il faut donc manger de la graisse, mais il convient
d'en absorber le moins possible dans les pays chauds,
et Voït propose la proportion de 1 de graisse pour
10 d'hydrocarbonés.

Des expériences faites, il ressort que l'association
d'hydrocarbonés à l'albumine et à des quantités mo-
dérées de graisse assure aux colonies la meilleure
utilisation des principes alimentaires et réduit au
minimum leur quantité à ingérer.

Les rations délivrées aux soldats dans les colonies
sont le plus souvent insuffisantes, mais bien conçues
au point de vue de l'hygiène.

Elles sont variables, et voici 4 types de ces rations :

Ration du Tonkin.

		Azote	Carbone
Pain frais	750 grammes	9	225 gr.
Viande fraîche. . .	300 »	7,20	26,20
Légumes secs . . .	60 »	2,60	28,60
Vin.	43 centilitres	0,04	18
Tafia . , ...	4 »	»	10
Café	24 grammes	0,30	3
Sucre.	25 »	»	10
Sel.	22 »	»	»
		19,14	320.80

Cette ration, absolument insuffisante, est inférieure à celle du soldat en France, en temps de paix, et elle est bien loin des deux rations coloniales désirées :

23 grammes d'azote 370 grammes de carbone,
26 » » 384 » »

En colonne, elle est modifiée par une addition de sardines et par des vivres de conserve, du riz, du biscuit, etc... qui remplacent des vivres frais, du pain...

Ration du Dahomey.

		Azote	Carbone
Pain frais.	750 grammes	9	225.gr.
Viande fraîche . . .	400 »	9,80	34,80
Légumes secs. . . .	60 »	2,60	28,60
Vin	50 centilitres	0,05	22
Tafia	5 »	»	12,50
Café.	40 grammes	0,50	5
Sucre	50 »	»	20
Sel	22 »	»	»
		21,95	347,90

Cette ration est encore tout à fait insuffisante.

Ration du Soudan.

			Azote	Carbone
Pain frais.	750	grammes	9	225 gr.
Viande fraîche . . .	500	»	12	43,50
Légumes secs . . .	60	»	2,60	28,60
Vin	50	centilitres	0,05	22
Café.	40	grammes	0,50	5
Sucre	40	»	»	18
Sel	50	»	»	»
			24,15	342,10

Le docteur Laffont, médecin de 1ʳᵉ classe de la Marine, a fait ressortir l'insuffisance de cette ration pour une campagne aussi fatigante. Il écrit :

« L'insuffisance et la mauvaise qualité des vivres sont les facteurs principaux de la morbidité et de la mortalité aux colonies, et l'on ne saurait apporter trop de soin, aussi bien à la fixation des quantités allouées qu'au choix des denrées destinées à nos possessions d'outre-mer, à leur transport et à leur conservation. »

Ration de Diégo-Suarez.

			Azote	Carbone
Pain frais	750	grammes	9	225
Viande fraîche	500	»	12	43,50
Légumes secs.	120	»	5,20	57,20
Vins.	60	centilitres	0,06	26
Tafia	4	»	»	10
Café.	56	grammes	0,70	7
Sucre	46	»	»	19
Sel	30	»	»	»
			26,96	387,70

Pour Reynaud, cette ration doit être le type de la ration à adopter pour les pays chauds, et, associée à quelques légumes frais, elle réalise tous les desiderata exprimés par les hygiénistes militaires.

Ces diverses rations, établies sur les mêmes bases, avec des quantités variables, sont insuffisantes, à l'exception de celle de Diégo-Suarez, et cela parce que la viande fraîche et les légumes secs ne sont pas délivrés en assez grande quantité.

Il est vrai que la nourriture du soldat peut être améliorée : 1° par l'ordinaire ; 2° par les ressources particulières de la garnison : produits du jardin, de la chasse et de la pêche ; mais le règlement ne doit pas tenir compte de ces suppléments fournis par deux facteurs qui sont à la merci des compagnies, et qui peuvent manquer ; il doit prévoir les quantités rationnelles à délivrer aux hommes.

Les Anglais ont, dans leur Soudan, une ration qui contient 28,11 d'azote et 308 grammes de carbone.

Les Italiens, à Massaouah, recevaient une nourriture contenant 26,65 d'azote, et 458,08 de carbone.

Pour les Français, il me semble que les deux types de rations dans les pays chauds devraient être :

	En paix	En expédition
Pain frais	750 grammes	750 grammes
Viande fraîche	400 »	500 »
Légumes secs	100 »	120 »
Vin	45 centilitres	50 centilitres
Tafia	3 »	3

	En paix	En expédition
Café	40 grammes	50 grammes
Sucre	50 »	50 »
Sel.	25 »	25 »

La ration de paix contiendrait 23 gr. 68 d'azote 360 gr. 50 de carbone ; celle d'expéditions 26 gr. 80 d'azote 381 gr. de carbone.

Le docteur Le Grand, médecin de 1re classe de la Marine, dit : « Si nous avions besoin d'exemples de la nécessité de maintenir à un taux élevé la délivrance de l'aliment azoté, nous en trouverions chez nos voisins les Italiens, les Hollandais, les Anglais.

La ration de 300 grammes de viande fraîche est absolument insuffisante ; il en faut 500 grammes en paix comme en guerre, car le soldat, sous les tropiques, est toujours en campagne, sinon contre l'ennemi, du moins contre le climat.

Il est bien entendu que, si nous demandons 500 grammes de viande fraîche, ce n'est point 500 grammes sept fois la semaine. Ce que nous voulons, c'est que la délivrance faite en viande de boucherie ne soit pas inférieure à ce taux (1). »

Les rations *délivrées aux troupes* subissent quelques modifications dans leur composition, dont les deux principales sont le remplacement du pain par du biscuit, et celui de la viande fraîche par de la viande de conserve, du lard.

Les équivalents nutritifs de ces aliments sont : pour 100 grammes de viande fraîche ; 67 grammes

(1) Hygiène des troupes européennes aux colonies.

de viande de conserve, 80 grammes de lard ; pour 100 grammes de pain ; 75 grammes de biscuit.

Je rappellerai que la digestion des aliments amylacés et herbacés est très laborieuse, et qu'il ne faut pas en abuser. Je recommanderai, pour rendre plus digestifs les légumes secs qui constituent un élément important dans l'alimentation des colonies, de bien les cuire, pour que l'enveloppe des haricots, petits pois, etc..., soit brisée par la cuisson. Avant de les mettre au feu, on les trempera dans de l'eau, à laquelle on aura ajouté une pincée de carbonate de soude.

A propos du *biscuit*, suivez le conseil du docteur Reynaud qui prescrit de ne prendre, quand on en a le choix, que du biscuit fabriqué d'octobre en mars, parce que le ver du biscuit est la chenille d'un petit papillon gris, qui n'existe à l'état parfait, et par conséquent ne peut déposer ses œufs, que du 13 avril au 30 septembre. Ce biscuit doit être renfermé dans des récipients à l'abri de l'air et de l'humidité ; sans cela, il se couvre de moisissures et est envahi par des larves d'insectes.

Poissons. — Ne pas oublier qu'il y a des poissons toxiques, surtout dans le voisinage des bancs de coraux, et se renseigner près des indigènes.

Dans les cas suspects, il faut faire des expériences sur les animaux en leur faisant ingérer des morceaux du tube intestinal, du foie, des œufs.

La morue salée, aliment richement azoté, très nutritif, peut produire des empoisonnements. Elle peut arriver aux colonies en putréfaction, si les caisses métalliques qui la contiennent ne sont pas hermétiquement fermées ; dans ce cas, il faut la rejeter. Elle peut avoir le rouge, produit par un champignon, mais cette altération provenant du sel peut disparaître par le traitement suivant : Badigeonner toutes les surfaces atteintes du rouge avec une solution de sulfo-benzoate de soude, dans la proportion de 18 pour 100 d'eau. Si l'altération n'est pas tout à fait à son début, le mieux est de jeter la morue.

Conserves. — Se méfier des boîtes dont les fonds sont bombés ; cela peut tenir à la production et à l'expansion de gaz putrides dans leur intérieur. S'assurer de la qualité du fer blanc et de la soudure des boîtes qui doit être à l'étain pur sans plomb. Pour cela, on verse une goutte d'acide nitrique sur une partie, on évapore doucement à la lampe, et on humecte la tache formée avec une solution d'iodure de potassium au 1/10 qui détermine une teinte jaune, s'il y a du plomb. Se méfier du reverdissage, qui consiste à mettre du sulfate de cuivre dans les légumes pour leur conserver la couleur verte recherchée par le consommateur. Pour reconnaître cette fraude, il faut précipiter le cuivre par la potasse ou autre, mais, à vrai dire, cette falsification est peu grave, d'abord parce que le cuivre n'est pas aussi toxique qu'on l'a cru ; et ensuite, les légumes qui contiendraient assez de cuivre pour altérer la santé ne seraient pas mangés, car la saveur horrible des sels de ce métal ferait rejeter rapidement ces aliments.

Je terminerai l'alimentation par quelques mots sur les *vivres dynamogènes ou accélérateurs*, qui ont la propriété d'exciter à un très haut degré le système musculaire et le système nerveux. Ces vivres doivent tenir en haleine, pendant de longues heures, des hommes livrés à un travail intense.

Heckel a confectionné des *rations condensées accélératrices* qui, sous le poids de 250 grammes, représentent tous les éléments de l'alimentation du combattant et suffisent à lui donner une force capable de lui permettre de longues marches.

Ces rations sont un composé de poudre de viande et de poudre de noix de kola. Elles sont sous forme de barre de chocolat ou de biscuit du poids de 25 grammes. Leur prix est de 3 fr. 25 le kilogramme.

Les nègres qui font usage de ces noix de kola franchissent, sous le soleil tropical du centre de l'Afrique, dans le sable et les cailloux, des distances quotidiennes de 60 kilomètres, sans boire. Leurs forces et leur résistance à la fatigue sont décuplées.

Ces produits ont été mis en essai dans plusieurs corps de troupes, et envoyés dans nos colonies. Les rapports concluent en général que ces rations peuvent être utiles comme éléments de réserve et servir pour les cas de guerre et d'expéditions coloniales. Leur régime exclusif doit être une exception, car elles donnent des nausées, du dégoût et des troubles dyspeptiques. Si on les emploie, le mieux sera de donner un régime mixte, des rations ordinaires et des rations Heckel.

Le biscuit sera pris au moment de la mise en route, l'effet du kola étant immédiat et ne se prolongeant pas au delà de deux à trois heures.

Des expériences ont été également faites sur les chevaux de toutes armes montés ou attelés. Cet aliment peut être très précieux pour la guerre ou pour les grandes manœuvres, mais l'animal ne le mange que mélangé à une quantité au moins égale d'avoine. Cinq kilogrammes d'avoine ont pour équivalent nutritif deux kilogrammes d'un biscuit rond spécial qui contient peu de place, et peut être introduit dans l'étui placé au-devant de la selle.

CHAPITRE II

DES BOISSONS

Les boissons introduisent dans le corps de l'homme la quantité d'eau nécessaire à l'économie et des aliments de nutrition et d'excitation.

Les boissons du soldat sont l'eau, l'alcool, les liqueurs spiritueuses, les boissons fermentées et les boissons aromatiques.

1° **Eau** . — L'eau est comme l'air, indispensable à la vie. Les animaux en contiennent les deux tiers de leur poids, les végétaux, les 90 centièmes environ.

Nous devons, dans les colonies, modérer beaucoup notre soif, car l'abus des liquides entraîne une inertie de l'estomac qui se laisse dilater, une dilution des sucs gastriques qui deviennent moins actifs, une sudation extrême et des troubles du côté de l'intestin et du foie.

Caractères de l'eau potable. — L'eau, étant la boisson principale, ne doit être livrée à la consommation que dans un état de pureté très grande. Une eau

impure peut être meurtrière. Il importe donc que
l'officier, et même le militaire gradé connaisse la
qualité des eaux, leur composition sommaire, leur
degré de salubrité ; car, que de fois, en campagne et
dans les colonies, un chef de détachement est tenu
de faire son choix entre plusieurs cours d'eau.

L'eau potable doit être limpide, inodore, d'une
saveur agréable, tempérée en hiver, fraîche en été,
ne pas contenir trop de sels de chaux et de magnésie, et être exempte de matières organiques. De plus,
d'une façon générale, une eau a beaucoup de
chances d'être saine, lorsqu'on y rencontre des animaux et des végétaux d'une organisation élevée.

Limpidité. — Pour la reconnaître, on prend de
l'eau à examiner dans une éprouvette, et on la com-
pare à de l'eau distillée contenue dans une éprou-
vette-étalon, en les posant sur un fond blanc, soit
une assiette, soit une feuille de papier. La surface
blanche perd son aspect avec une eau trouble.

Vue en masse, l'eau doit être bleuâtre ; si elle est
de mauvaise qualité, sa couleur peut varier du bleu
foncé au verdâtre, ou être grise. Les cercles irisés
sont des indices d'altération profonde de l'eau.

Odeur. — L'eau doit être absolument inodore.

Saveur. — Agréable, sans caractère précis : c'est
au palais de l'homme de donner son avis par comparaison.

*Ne pas contenir trop de sels de chaux et de ma-
gnésie*. — On s'en aperçoit de deux manières : 1° en
faisant dissoudre du savon dans l'eau à examiner ;

s'il se forme des grumeaux, c'est que l'eau est mauvaise ; 2° en y faisant cuire des légumes : si ceux-ci restent durs, s'ils ne sont pas ramollis par la cuisson, c'est que l'eau est mauvaise.

Etre exempte de matières organiques. — Pour rechercher la quantité de ces matières, qui ne doivent pas excéder $\frac{5}{10\,000}$, on évapore à siccité un litre d'eau, et on pèse le résidu ; s'il dépasse 0^{gr},50, l'eau n'est pas bonne. Si le résidu est blanc, grisâtre, l'eau est trop riche en sels ; s'il est noir, l'eau est trop riche en matières organiques.

La faune et la flore, avons-nous dit, donnent également des indications.

Ainsi les mollusques ne vivent généralement que dans les eaux pures : la physa fontinalis ne se voit que là où pousse le cresson ; la valvata piscinalis se rencontre dans des eaux moins saines. Les crustacés, tels que le Daphnia pulex et le Cyclops quadricornis ne se rencontrent que dans les eaux très douteuses, et principalement dans les eaux stagnantes. Ces deux animalcules sont visibles à l'œil nu. Les vibrions, les bactéries, les monades..., etc..., pullulent dans les eaux bourbeuses et infectes (1).

La famille, et surtout le genre des plantes fournissent des renseignements très utiles sur la qualité du liquide.

Le cresson de fontaine, les véroniques et les épis d'eau ne poussent que dans les eaux très pures ;

---

(1) *La vie du soldat*, par le docteur RAVENEZ.

Les eaux mauvaises sont indiquées par la ciguë, les roseaux, les joncs, les nénuphars. Les lauriers-roses, si attrayants par leurs fleurs et leurs parfums, se baignent le plus souvent dans les eaux malsaines.

Les algues des eaux saines sont vertes et volumineuses ; celles des eaux malsaines sont blanches, petites, sans ramifications. Il faut rejeter les eaux qui ont à la surface de l'écume, des bulles de gaz, provenant le plus souvent d'organismes vivants ou morts.

L'instinct des animaux et les habitudes des indigènes ne sont pas à dédaigner.

Ces caractères organoleptiques sont précieux pour déclarer si une eau est bonne ou mauvaise. Un reproche est que l'examen de l'eau pour les sels de chaux et de magnésie et pour les matières organiques est de trop longue durée : Il est en effet très simplifié par les réactifs : 1° *Oxalate d'ammoniaque*, pour la recherche des sels de chaux (carbonates, phosphates, sulfates). C'est ce dernier sel qui rend les eaux lourdes ;

2° *Phosphate d'ammoniaque* pour les sels de magnésie qui donnent à l'eau une saveur amère ou salée et provoquent des troubles gastro-intestinaux ;

3° *Chlorure d'or*. — Quelques gouttes de chlorure d'or mises dans l'eau attestent la présence des matières organiques, si cette eau prend une teinte brunâtre.

Les Anglais, pendant leur expédition d'Égypte, avaient remis aux officiers une solution concentrée de nitrate d'argent, et chaque chef de détachement opérait ainsi : Il vérifiait l'odeur, le goût, la limpidité et la température de l'eau, puis il versait dans cette eau quelques gouttes de la solution de nitrate d'argent. Après une exposition au soleil, il comparait à l'eau distillée l'eau examinée. Si celle-ci devenait noire, elle était déclarée impure.

Un autre excellent réactif est le réactif tannique de Hager qui est une solution concentrée de tanin. Il suffit d'ajouter à un grand verre d'eau, 20 grammes de cette solution et de laisser reposer. Si l'eau se trouble en moins d'une heure, elle n'est pas potable. Elle est douteuse si elle se trouble en moins de deux heures ; elle est bonne, si après trois heures elle est encore limpide.

Choix des eaux. — Les eaux que l'on peut être appelé à boire dans les colonies sont : les eaux de pluie, de source, de rivière, de puits, de mare et quelquefois l'eau de mer distillée

L'eau de pluie est fade ; elle ne contient pas les phosphates qui lui sont nécessaires, et elle est chargée de gaz acide carbonique et de sels ammoniacaux qu'elle prend dans l'atmosphère. Cependant elle est considérée comme le résultat d'une véritable distillation, et, par conséquent, n'est pas nuisible pour la santé. Quand on veut conserver de l'eau de pluie, il est bon de ne pas recueillir celle qui tombe en premier lieu, c'est-à-dire celle qui a balayé l'atmosphère, et a fait la lessive des toits plus ou moins chargés de poussière.

L'eau de pluie est généralement captée dans des citernes couvertes pour éviter la chute dans l'eau des feuilles et des insectes. Ces réservoirs devront être très propres; leur intérieur devra être cimenté avec de la chaux hydraulique, afin que l'eau ne se sature pas de sulfate de chaux.

L'eau de source est généralement limpide, fraîche, et doit être la plus recherchée, surtout si la source est protégée dans son parcours contre la contamination des hommes et des animaux.

L'eau courante, qui court sur les fonds sablonneux ou de roche, est la meilleure.

Les eaux de rivière et de fleuve sont toujours suspectes à cause de leur long parcours, des déjections qu'elles ont pu recevoir, des mauvaises infiltrations des différents sols qu'elles traversent, des matières organiques provenant des marigots, des débris végétaux, etc...

Les eaux de puits doivent être toujours analysées : elles reçoivent souvent des infiltrations des eaux ménagères. du purin des écuries; en outre, dans les puits, on jette souvent toutes sortes de saletés, sans compter les animaux qui y tombent et qui y meurent. Les puits creusés en terrains siliceux ou sablonneux fournissent en général de l'eau de bonne qualité, si celle-ci n'a pas été polluée par des infiltrations, ou souillée par des matières animales ou végétales. Les puits construits dans les contrées marécageuses sont mauvais ; ils fournissent une eau susceptible de donner la dysenterie et la fièvre palustre.

Les eaux des étangs, des marais, des marigots,
sont impropres à l'alimentation. Cependant les marigots du Soudan ont une eau qui est potable pendant la
saison sèche, et qui devient dangereuse avec les pluies.

Le choix de l'eau est excessivement important,
puisqu'on lui attribue la plupart des maladies infec-
tieuses : fièvre typhoïde, choléra, dysenterie, et pro-
bablement la fièvre malarienne. Je crois donc utile
de vous indiquer les plus importantes corrections de
l'eau, si vous n'êtes pas sûrs de votre choix.

1° *Abaissement de la température.* — L'eau à
boire ne doit pas dépasser + 10° ; plus chaude, elle
est affadissante, nauséeuse, et ne favorise pas la nutrition. Or, dans les pays tropicaux, l'eau atteint facilement 30°, 32°, et même davantage. Il importe
donc de la refroidir, en la mettant, soit dans des vases
poreux, soit dans des seaux en toile ou en peau de
bouc que l'on suspend dans un courant d'air. Ou
bien on entoure d'étoffes de laine, de toiles mouillées,
les récipients suspendus à une fenêtre ou à un arbre.
Le mieux, si on en a les moyens, est de frapper l'eau
ou d'y ajouter de la glace.

2° *Décantation.* — Moyen insuffisant, imparfait,
qui ne peut que venir en aide à un autre procédé,
surtout au traitement par les agents chimiques.

3° *Ébullition.* — C'est un excellent procédé,
quoique certains micro-organismes vivent à une température excédant 100°, et il a l'avantage d'être d'un
emploi facile. Les inconvénients de l'ébullition sont
au nombre de trois :

1° Elle chasse de l'eau tout l'air qui y était dissous : cette eau devient lourde et indigeste ;

2° Elle précipite tous les sels calcaires sans exception, et enlève à l'eau toute sa sapidité ;

3° Elle précipite également toutes les parties terreuses en suspension.

Tout cela est très vrai ; mais par le battage, on aère très suffisamment l'eau bouillie, et on peut avoir des paquets de sels que l'on y ajoute.

4° *Distillation*. — Les Anglais ont, dans toutes leurs colonies un peu importantes, un certain nombre d'appareils distillatoires qui fournissent de l'eau aux habitants et à la troupe. Il est regrettable que nous n'ayons pas un plus grand nombre de ces appareils, car aujourd'hui les avantages de la distillation sont hors de contestation. Grâce à l'ingéniosité des appareils, l'air et les sels calcaires enlevés à l'eau pendant l'opération lui sont ensuite rendus, de telle sorte que l'on a une eau agréable à boire et absolument pure.

5° *Traitement chimique*. — *Alunage*. Ce procédé consiste surtout à débarrasser l'eau des sels en excès et des matières terreuses. Quinze centigrammes d'alun suffisent pour purifier un litre d'eau, et, après l'opération, il ne reste pas plus de 5 milligrammes d'alun par litre. Ce traitement a l'inconvénient d'être un peu long, car il faut agiter l'eau alunée pendant un certain temps, et ne faire la décantation qu'après 12 heures de repos.

Les Chinois, les Tonkinois, pratiquent l'alunage.

Ils se servent d'un bambou percé sur les côtés de nombreux trous, dans lequel ils mettent de gros cris_taux d'alun. Ils remuent l'eau fortement et ne retirent le bambou que lorsqu'il s'est formé au centre de la surface une légère pellicule à mousse persistante. Ils décantent et jettent le précipité.

L'eau peut être traitée de la même manière par la limaille de fer, la craie en poudre.

L'antiseptique le meilleur pour rendre l'eau salubre est le *charbon*. Ce corps absorbe par ses pores et fixe à sa surface les gaz, les alcaloïdes en solution, surtout les ptomaïnes, et toutes matières organiques.

Il retient également un grand nombre de matières salines, et principalement les sels à base réputée toxique, tels que ceux de plomb, de mercure, d'arsenic.

On emploie, généralement, la braise de boulanger : quelques morceaux suffisent. Cette action demande quelques heures pour se produire.

Un autre procédé très recommandé pour l'épuration des eaux, consiste à se servir du permanganate de potasse, dont les propriétés antiseptiques sont bien connues. Il suffit de 5 centigrammes de permanganate de potasse pour rendre potable un litre d'eau impure, même stagnante. Ce sel détruit non seulement les microorganismes, mais aussi les toxines et les poisons végétaux, et on peut reconnaître la stérilisation de l'eau à son simple aspect qui conserve, tant qu'elle est pure, la couleur rose que lui donne le permanganate.

Le docteur Langlois conseille vivement de remettre à chaque soldat, au moment de l'entrée en campagne, une certaine quantité de ce sel.

6° *Filtration*. — Le filtre le plus simple et le plus ancien est la *chausse filtrante d'Hippocrate*, sorte de cône en laine.

La filtration est un excellent moyen de purification des eaux, à la condition que les filtres soient tenus très propres, sinon ils peuvent contaminer l'eau qu'ils doivent purifier.

Je ne passerai pas en revue tous les filtres proposés et connus, je ne citerai que les plus pratiques et les plus répandus :

1° Les filtres à l'amiante.

2° Les filtres au charbon et au sable.

3° Les filtres Maignen, mis en usage au Soudan et au Dahomey, qui contiennent trois matières filtrantes : 1° l'amiante ; 2° une poudre de charbon et de chaux (carbo-caleis), 3° du charbon animal en grains lavé avec de l'acide chlorhydrique. Leur nettoyage doit se faire au moins une fois par mois, on retire le charbon à grains qui peut encore servir après calcination, et on lave à grande eau la surface du châssis-filtre qui contient fixés le carbo-caleis et l'amiante.

Ces filtres Maignen ont rendu de grands services aux troupes anglaises en Égypte et dans l'Inde.

4° Les filtres *Chamberland et Pasteur*, composés de plusieurs bougies en porcelaine dégourdie, à travers lesquelles on fait passer de l'eau. A l'inverse de ce qui se passe dans les autres filtres, l'eau vient de l'extérieur dans l'intérieur de la bougie. Le transport des filtres Maignen et Chamberland est difficile dans une expédition coloniale, et, pour cette raison, l'épuration chimique des eaux par l'alun, le permanganate de potasse... etc., doit être préférée.

Toutefois, Maignen et Chamberland ont construit des filtres spéciaux dits *filtres de campagne*, renfermés dans une caisse pouvant être portée à dos d'homme ou fixée au bât des mulets.

Il existe encore le *filtre individuel*, soit une ou deux bougies Chamberland, soit le filtre-montre qui se compose d'une boîte nickelée, de la dimension d'une montre, fermée par un couvercle vissé. Dans l'intérieur existe un petit châssis d'amiante ; aux deux extrémités d'un des diamètres sont un biberon qui s'applique sur la bouche, et un tube qui plonge dans l'eau.

L'éponge est un excellent corps filtrant. Tout tissu en laine est un filtre. En campagne, il sera donc toujours possible de constituer un filtre avec une couverture.

Ce filtre laissera évidemment beaucoup à désirer, mais il vaudra toujours mieux que rien, et il pourra souvent être rendu meilleur en mettant dans le fond de la couverture une couche de sable et du charbon de bois ou des cendres.

Boissons alcooliques.

Elles ont pour but de restituer à l'économie une partie de l'eau qui lui est nécessaire, et quelques principes nutritifs ou excitants. Elles contiennent, en effet, des éléments azotés, sucrés, et des sels.

Alcool. — Le principe constituant des boissons spiritueuses est l'alcool, dont la valeur nutritive est très contestable. A petites doses, il active toutes les fonctions, augmente les forces, facilite le travail nerveux et musculaire, diminue la consommation de l'albumine et de la graisse, et abaisse légèrement la température.

C'est donc, dans ces conditions, un liquide de premier ordre à ordonner dans les pays chauds.

Malheureusement, à doses moyennes, c'est le contraire qui se produit, la sécrétion du suc gastrique diminue, les fonctions digestives s'émoussent, le système nerveux est très surexcité. A fortes doses, l'alcool est toxique, et donne lieu à deux sortes d'empoisonnements : l'un aigu, l'*ivresse* ; l'autre chronique, qui provoque la ruine physique et morale, le *delirium tremens*, et conduit à l'abrutissement, à la folie, à la déchéance totale de l'individu.

L'alcool est surtout dangereux lorsqu'il est pris à jeun, sous quelques formes qu'il soit, et c'est principalement pour ce motif qu'on a proposé de supprimer les rations de tafia aux troupes de la Marine.

Je ne suis pas partisan de cette mesure ; je trouve que l'alcool, à petites doses, est nécessaire dans les pays chauds, et, bien loin de supprimer la ration de tafia, je proposerais, si elle n'existait pas, de la créer, et de la délivrer, au repas du matin, à 9 heures, à raison de 3 centilitres par jour et par homme.

C'est, du reste, ce qui se passe, et je me demande pour quelles raisons une ration de tafia, donnée au Dahomey et à Diego-Suarez, ne l'est pas au Soudan : cela me semble tout à fait irrationnel.

L'alcoolisme est certainement un ennemi redoutable que nous devons combattre ; et, avec les primes et les hautes payes des rengagés, nous allons avoir dans l'alcool, si on ne prend pas des mesures efficaces, un élément qui contribuera puissamment à détruire notre armée coloniale.

J'estime que l'on arriverait à réduire très notablement l'usage de l'alcool par les deux moyens suivant :

1° En permettant aux soldats de ne sortir qu'après le dîner ;

2° En laissant à leur disposition le moins d'argent possible.

Cette consigne à la caserne, pendant la journée, ne devrait pas être une mesure vexatoire, sinon le militaire s'y ennuierait, il serait mécontent, maugréerait contre ses chefs et pourrait devenir un mauvais soldat. Il faudrait qu'il sût que c'est dans l'intérêt de sa santé qu'on l'empêche de sortir, il faudrait lui prouver que l'on a soin de son bien-être, lui donner des distractions, et, pour cela, installer dans la caserne des jeux variés : boules, quilles, lawn-tennis, cricket, etc....., une salle de lecture où il trouverait des romans à sa portée, une salle d'écriture où il irait faire sa correspondance.

Par la création, dans la caserne, de caisses

d'épargne pour la troupe, on inviterait les hommes à y venir déposer une partie de leur solde. Chaque soldat aurait son livret sur lequel il ferait porter par son commandant de compagnie les sommes qu'il lui remettrait. Le militaire, ayant peu d'argent en poche, éviterait le cabaret, en tous les cas, n'y ferait pas de station prolongée.

Par ce moyen, l'homme se porterait beaucoup mieux, et rentrerait en France avec quelques économies qui, le plus souvent, lui seraient bien utiles.

Toutes les liqueurs spiritueuses sont mauvaises dans les colonies, non seulement à cause des alcools de qualité inférieure, mais aussi à cause des substances spéciales qui entrent dans leur composition et qui, pour la plupart, sont très excitantes et souvent convulsivantes.

En premier lieu est l'absinthe, cette fée aux yeux verts, tour à tour chantée et maudite. Avec une petite quantité d'absinthe, on peut aromatiser une grande quantité d'eau et obtenir ainsi une boisson extrêmement rafraîchissante. Malheureusement, on ne se contente pas toujours de peu, et, quand on en fait un abus quotidien, elle est un véritable poison qui produit d'abord de la stupeur, de l'hébétude, puis des hallucinations, et, finalement, de véritables attaques d'épilepsie.

La chartreuse et l'anisette produisent à un degré moindre des effets presque analogues à ceux de l'absinthe.

Dans une autre catégorie sont le vermouth, le

bitter, l'amer Picon, et en dernier lieu le curaçao.

L'eau-de-vie de riz, le vin de palme du Sénégal, le toc que l'on fabrique à Madagascar, sont des boissons très dangereuses. Le choum-choum, notamment, enivre les Européens, et est un congestionnant de tous les organes, principalement du cerveau et du foie.

Boissons fermentées. — *Vin*. Quand il est le produit de la fermentation du jus de raisin, c'est une boisson qui est très saine. Mais, le plus souvent, il est falsifié, et le vinage est obligatoire dans les pays chauds. On doit donc prévenir les hommes qu'aux colonies, plus que partout ailleurs, l'abus du vin mène à l'alcoolisme, et leur conseiller de le couper toujours avec de l'eau et de le boire en plusieurs fois.

Bière. — La bière est une infusion d'orge germée ou de malt, aromatisée avec du houblon, et mise, par la levure, en fermentation alcoolique. Très-agréable, excitante et nourrissante, elle peut même favoriser la digestion, à condition de ne pas en boire trop.

La petite bière, qui est celle que je viens de dé—finir, est une bonne boisson, beaucoup plus hygié—nique que toutes les bières allemandes ou autres auxquelles on ajoute de la noix vomique pour leur donner plus de corps, de l'acide salycilique pour em—pêcher les fermentations putrides, sans compter beau—coup d'autres substances qui remplacent le houblon ou qui lui viennent en aide.

Comme pour le vin, on est obligé d'alcooliser la

bière destinée aux colonies ; il ne faut donc pas en abuser.

Boissons aromatiques. — *Café.* — L'infusion de café est la boisson la plus salubre et la plus tonique que l'on puisse donner aux troupes, surtout en campagne. Dans les pays chauds, cette infusion doit être légère, et, en marche, le soldat doit toujours en avoir dans son bidon, car aucune boisson n'est plus saine et ne trompe mieux la soif.

Pour éviter la fraude, les commissions n'achèteront que du café en grains.

Thé. — Il a beaucoup d'analogie avec le café, mais il ralentit moins les phénomènes de dénutrition pour exciter davantage le système nerveux. Comme tonique, comme nutritif, il est donc inférieur au café. Néanmoins, l'infusion de thé est une boisson excellente ; c'est un stimulant énergique des forces musculaires et des facultés intellectuelles. Elle dispose l'homme à la marche, à l'exercice, et lui donne de l'entrain et de la gaieté.

La conclusion à tirer de ce chapitre est que : résister à la soif, boire modérément et bien choisir les boissons sont les principes d'une bonne hygiène à enseigner de bonne heure aux soldats coloniaux.

Une condition essentielle pour se bien porter dans les pays chauds, c'est la sobriété et l'abstinence à à peu près complète de tous les spiritueux.

Malheureusement, pour quelques-uns, il est difficile de rompre avec des habitudes que le climat ne fait que développer, et qu'il fait même naître bien souvent.

Deux boissons excellentes à tous égards pour calmer la soif, sont les infusions de thé et de café.

Je recommande ces breuvages, aussi sains qu'agréables et bien supérieurs à tous les autres rafraîchissements, à tous ceux qui ne peuvent résister au besoin de boire.

CHAPITRE III

DE L'HABILLEMENT

Etant données les différences de température dans les pays tropicaux entre le jour et la nuit, l'Européen devenu colonial doit avoir deux vêtements, l'un de jour et l'autre de nuit.

Vêtement de jour. — Les règles, écrit M. Treille, qui doivent guider, soit dans le choix des étoffes, soit dans la forme générale du vêtement à adopter dans les pays chauds sont celles qui découlent des indications fournies par l'action climatérique.

a) L'Européen doit se protéger contre l'ardeur solaire.

b) Il doit, par tous les moyens en son pouvoir, favoriser la vaporisation de la sueur, et, par suite, la déperdition calorique.

L'habillement du colon doit donc être composé de tissus qui absorberont le moins de chaleur extérieure, en même temps qu'ils émettront le plus possible de chaleur interne.

Avons-nous des substances vestimentaires pouvant satisfaire à ces deux indications ?

L'absorption et l'émission du calorique pour un tissu varient suivant la couleur, l'état hygrométrique et la texture même de ce tissu.

Des expériences de Franklin et de Davy, il résulte que la couleur blanche a le pouvoir absorbant le moindre, tandis que la couleur noire a le pouvoir absorbant le plus grand.

La puissance d'absorption et d'émission du calorique par les différentes couleurs peut être indiquée dans l'ordre de décroissance suivant : noir, bleu foncé, bleu tendre, vert, pourpre, rouge, jaune, cachou, blanc.

Les vêtements de couleur blanche devront donc être préférés pour les pays chauds.

Quelle sera la texture de ces vêtements ?

La toile, qui est un tissu léger, favorisant bien l'évaporation cutanée, serait celle qui répondrait le mieux aux indications précitées si elle n'avait le grave inconvénient d'amener une évaporation trop rapide. Elle est une cause de refroidissement brusque, suivi bientôt de répercussion dangereuse vers les organes internes, et, pour ce motif, comme vêtement unique, elle doit être complètement rejetée.

Le coton doit être préféré à la toile, mais, tout en produisant un refroidissement moins brusque, et en ayant des inconvénients moindres, il est encore trop dangereux pour être employé comme vêtement unique.

La grosse laine, appliquée directement sur la

peau, l'irrite, amène des rougeurs, des éruptions, et une exaspération du système nerveux qui sont des causes de fatigue et d'anémie pour le colonial.

La laine légère, souple, n'a pas ces inconvénients, ou plutôt, elle les a un degré presque nul. D'autre part, le pouvoir absorbant et le pouvoir émissif de la laine, sont, le premier bien supérieur, et le second bien inférieur, à ceux du coton et de la toile.

Il semble donc qu'a *priori* la laine doive être repoussée de l'habillement du jour, et cependant la laine légère est le seul tissu à adopter comme vêtement unique, parce que c'est le seul qui protège suffisamment le corps contre les refroidissements brusques, et, partant, contre les pneumonies, les pleurésies, les congestions du foie, etc...

Vêtement de jour. — A mon avis, le vêtement de jour, pour satisfaire aux deux indications prescrites, doit comprendre deux parties : les unes superficielles, les autres sous-jacentes.

Le vêtement superficiel, en toile blanche, satisfera à la première règle. Le vêtement sous-jacent satisfera à la deuxième : il sera en coton mince, à mailles fines, tissu qui n'irrite pas la peau et qui, tout en étant moins hygroscopique que la laine, l'est cependant assez pour absorber l'eau de la transpiration. Le premier ne sera pas trop assujetti aux contours du corps pour permettre à l'air de circuler librement en-dessous. Il se composera d'un veston en toile blanche à une rangée de boutons, avec un petit col non serré, et d'un pantalon large.

Le second sera également suffisamment ample et léger de façon à pouvoir flotter à la surface du corps, et ainsi favoriser la vaporisation de la sueur. Il se composera d'un tricot de coton, avec demi-manches, largement échancré à la partie supérieure du thorax, et d'un caleçon en calicot très-mince, fermé au-dessus des malléoles.

Vêtement de soirée et de nuit. Il aura également deux indications à remplir :

1° Protéger l'Européen contre les variations nyc-thémérales, et contre l'humidité ;

2° Favoriser la vaporisation de la sueur, et par suite la déperdition calorique.

Il devra donc se composer de deux parties : les unes superficielles, les autres sous-jacentes.

Le vêtement superficiel sera en laine plus ou moins épaisse suivant les différences de température entre le jour et la nuit.

Le vêtement sous-jacent sera le même que celui du jour, puisqu'ils ont tous les deux la même indication, le même but.

Telles sont les deux règles à observer, mais il est sous-entendu que, pourvu qu'elles soient appliquées, elles laissent au colonial une entière liberté pour le choix et la forme du vêtement que sa coquetterie réclamera.

Nos soldats, dans les colonies, ont-ils le nécessaire pour être habillés hygiéniquement et suivant les saisons ?

Oui, et les protestations contre la coupe des effets

sont très-exagérées, d'autant plus qu'avec les énormes approvisionnements d'effets que réclame notre armée, il est impossible d'habiller l'homme sur mesure.

La tenue coloniale du soldat se compose : Pendant la saison fraîche et pour les soirées : d'une vareuse de molleton, d'un pantalon de flanelle, d'un gilet de flanelle, d'une ceinture de flanelle, d'une chemise de coton, d'un caleçon de coton, d'une capote (s'il y a lieu) ; pendant la saison chaude et pour la journée, d'un veston de coton cachou, d'un pantalon en toile blanche, d'un gilet de flanelle, d'un caleçon de coton.

Cette tenue satisfait donc parfaitement aux règles prescrites ; à la condition qu'elle soit confectionnée de telle sorte que les vêtements soient amples et laissent à l'homme une complète liberté de ses mouvements.

Casque. — La coiffure des troupes coloniales doit être légère, laisser librement circuler l'air, bien garantir du soleil et de la pluie. Le casque en liège, recouvert d'un tissu blanc, est la coiffure adoptée pour les colonies. Son limbe crânien est à galerie permettant la libre circulation de l'air dans son intérieur, et sur son sommet est une ouverture surmontée d'un opercule échancré qui complète sa ventilation intérieure.

Le casque militaire a l'inconvénient de ne pas garantir suffisamment du soleil la nuque et surtout les tempes des hommes. Quand la chaleur est intense, dans les marches de la journée, il est utile d'y annexer un voile de cotonnade blanche, et de mettre dans son intérieur directement sur la tête, soit une feuille de bananier, soit une serviette mouillée, soit une éponge mouillée.

Cravate. — Elle doit être supprimée dans les pays chauds, pour éviter tout serrement du cou, toute gêne au développement respiratoire.

Chemise. — La chemise de toile, appliquée directement sur la peau, est aussi désagréable que funeste à la santé. Elle est dure, et expose beaucoup plus aux refroidissements que la chemise de coton. Cette dernière seule doit entrer dans le trousseau du soldat.

Flanelle. — Elle est, dans les colonies, un excellent vêtement. Légère, souple, elle ne produit pas d'irritation cutanée ; elle s'oppose aux grands refroidissements, sans trop entretenir la chaleur du corps.

Les détracteurs de la flanelle prétendent qu'elle favorise la production des bourbouilles, des furoncles.

Cela est possible, quand les flanelles sont sales ; en tous les cas, cela est très exagéré, et la flanelle a l'immense avantage d'empêcher les congestions du foie, des poumons, les flux de l'intestin, etc...

Il est important de recommander aux hommes qui portent des gilets de flanelle dans les pays chauds de les changer deux fois par semaine, pour éviter qu'ils s'imprègnent des principes âcres et irritants de la sueur.

Les ceintures de flanelle seront très larges et mises de manière à ce qu'elles ne laissent pas à découvert le bas du ventre qu'elles ont pour but de protéger.

Les hommes doivent les porter autour du ventre, et non autour de la ceinture.

Chaussettes. — Elles seront en coton doux et changées chaque jour. Les chaussettes ne devraient jamais rester dans les chambres. Un temps de cinq minutes devrait être accordé, le soir aux soldats, pour leur permettre de laver leurs chaussettes et de les étendre sous les vérandas, avant de se mettre au lit.

Chaussures. — S'il était possible de ne se servir que de souliers ou demi-brodequins en sparterie, par exemple en alfa ou en fils d'aloès, ou quelque autre textile résistant, on réaliserait l'idéal de l'hygiène in-tertropicale : Fraîcheur et souplesse sont les deux termes du problème à résoudre (1).

Les troupes coloniales sont dotées actuellement de souliers avec guêtres et du brodequin lacé. Dans le Soudan, on leur fait porter des jambières en toile.

Ces chaussures sont évidemment défectueuses ; elles blessent les pieds, mais, par quelles autres les remplacer ?

Tout d'abord, il importe de remarquer que la chaussure du soldat pendant la saison sèche ne peut être la même que celle du soldat qui opère dans les régions marécageuses ou inondées.

______

(1) Dr TREILLE. — *De l'acclimatation des Européens dans les pays chauds.*

Dans le premier cas, la chaussure rationnelle serait une bottine en grosse toile brune, renforcée sur tout le côté, à l'extrémité et au talon par du cuir très souple.

Elle ferait suite, au-dessus de la cheville, à une demi-guêtre lacée en toile brune moins épaisse, dans laquelle se mettrait le bas du pantalon.

Dans le second cas, la chaussure rationnelle ne peut exister, car, pour marcher dans l'eau, la meilleure des chaussures ne vaut rien.

Qu'elles soient en toile, en cuir ou en caoutchouc, toutes cessent d'être utilisables dès le deuxième ou le troisième jour, et, le plus souvent, elles blessent les pieds dès les premières heures.

Dans les pays inondés, le mieux, comme le dit Schreiner, serait de se résigner à marcher pieds nus, au risque de se piquer et de se couper, ce qui devient rare, dès que la plante des pieds a un peu durci ; et il conseille d'habituer les soldats à rester les pieds nus tout le long du jour, pour leur durcir les pieds en vue de la marche dans les marais en temps de guerre.

Cette pratique serait un peu barbare, et, en outre, elle rendrait un très mauvais service aux hommes, qui bientôt ne pourraient plus porter, sans s'exposer à des plaies aux pieds, ni souliers, ni brodequins. Toutefois, il semble que la meilleure chaussure pour traverser les plaines inondées serait une simple semelle de cuir fixée par une étroite lanière disposée en 8 autour du cou-de-pied et du bas de la jambe.

Pour la saison des pluies, le brodequin actuel ou les souliers avec guêtres sont suffisants.

Le soldat colonial devrait donc être muni de deux sortes de chaussures, les unes pour la saison sèche, les autres pour la saison des pluies.

Les premières seraient des bottines lacées avec des demi-guêtres, en toile brune renforcée par du cuir très souple sur les côtés du pied, à l'extrémité et au talon. Les secondes seraient les brodequins et les souliers en cuir actuellement délivrés aux troupes.

CHAPITRE IV

DE L'HABITATION, DES HABITATIONS PERMANENTES

L'habitation du soldat doit l'abriter contre les intempéries des saisons, tout en lui assurant le cubage d'air nécessaire à la vie en commun.

Elle est permanente ou temporaire, suivant que le logis du soldat est fixe, invariable, comme dans les principales villes, ou qu'il est tout d'occasion, comme dans les fortifications, les villes de passage.

A. **Habitations permanentes.** — Elles sont représentées par la caserne, la baraque des camps permanents.

Jusqu'au XVIIe siècle, les hommes d'armes étaient logés chez l'habitant ou dans des parties réservées de châteaux-forts. Dans les premières habitations militaires que fit Vauban, les chambres servaient concurremment de dortoir, de cuisine, et de buanderie (1).

(1) « La Vie du soldat » par le Dr E. RAVENEZ.

L'ingénieur modifia ses plans et fit des constructions qui existent encore, et qui représentaient, sous Louis XIV, un progrès immense. Sous Louis XV, les municipalités commencèrent à édifier des casernes à leurs frais. Après la Révolution, on transforma en casernes d'anciens châteaux, des couvents, des collèges, des fabriques. En 1818, le soin de ces constructions fut confié au Génie militaire, et, jusqu'à ce jour, aucun type unique n'a encore prévalu.

Dans les pays chauds, la caserne doit protéger l'Européen contre le soleil, les émanations palustres, et lui donner de la fraîcheur. Elle doit donc remplir des conditions spéciales dans sa structure, dans son voisinage, dans son orientation.

Dans la construction d'une caserne, on se préoccupera d'abord du choix du lieu, et du sol sur lequel elle sera élevée.

C'est ainsi que les plaines en général marécageuses seront évitées, et que les hauteurs seront recherchées, car, sur celles-ci, l'Européen trouvera une température plus fraîche, une atmosphère plus pure, et un sol plus salubre. C'est dans les plaines que la tension de la vapeur d'eau de l'atmosphère, qui est notre plus grand ennemi, présente son maximum, que les fermentations des terres surchauffées sont les plus actives.

La différence de température, dans les plaines, entre le jour et la nuit, est toujours beaucoup moins sensible que sur les hauteurs. Ainsi à Balata (Martinique), au camp Jacob (Guadeloupe), à Salazie (Réunion), les différences de température entre le jour et la nuit sont d'au moins 3° ou 4°.

Les faits abondent qui prouvent le salutaire effet des hauteurs sur la santé des Européens dans les colonies.

Sur les hauteurs de l'Himalaya et des Gatthes, les Anglais ont créé des résidences qui permettent à leurs troupes de rester 8 et même 12 ans dans les Indes. En 1878, la mortalité de la garnison anglaise de Chypre s'était élevée à 40,7 pour 1000. Un camp fut aussitôt établi au mont Troados, et peu après la mortalité tombait à cinq pour 1000.

Le camp Jacob et celui de Balata ont rendu les plus grands services pendant les épidémies et donnent à l'Européen une sécurité à peu près complète contre la fièvre jaune et le paludisme. En décembre 1887, cinq décès par fièvre jaune se produisent à la Martinique.

L'évacuation sur Balata est ordonnée : la fièvre jaune cesse immédiatement ses ravages (1).

L'expérience est donc formelle dans ses résultats.

Les troupes européennes trouvent, dans les hauteurs, un abri sûr contre les épidémies et les endémies de la plaine. Toutefois, il ne faut pas que ces hauteurs soient trop élevées, à cause de l'anoxhémie produite chez les habitants des hauts plateaux par la diminution de pression de l'oxygène, des affections rhumatismales et intestinales qu'on y a observées, et

(1) Reynaud. — *L'armée coloniale au point de vue de l'hygiène pratique.*

des troubles nerveux remarqués chez les névropathes, les anémiques et les paludéens.

Les meilleures conditions d'établissement seront, suivant les lieux, entre 500 et 1 000 mètres d'altitude.

Malheureusement, il n'est pas toujours possible de construire sur les hauteurs, et quelquefois il faut se résigner à construire dans la plaine. C'est dans ce cas qu'il faut choisir son sol et l'approprier de manière à diminuer le plus possible son action funeste. « Les influences sanitaires du sol, dit Arnould, dépendent du conflit dans ses couches superficielles de l'air, de l'eau et des matières fermentescibles ; et, nulle part, l'air, transportant avec lui le produit des fermentations organiques, n'est autant à craindre que sous les tropiques. »

Plus loin, il ajoute : « L'eau et la chaleur sont les agents principaux de ces fermentations dont les substances organiques fournissent la matière ».

Il importe donc de délaisser les terres humides, riches en matières organiques, et de rechercher les terres sablonneuses, à couches épaisses, peu riches en humus, qui sont perméables et permettent à l'eau qui tombe à la surface de s'infiltrer facilement, et, par suite, de disparaître de la couche superficielle du sol.

Les terrains formés de calcaires durs, de roches primitives, seront bons, si on prend le soin d'aplanir les cuvettes où s'accumulent les débris minéraux et organiques, et où les fermentations se produisent.

Les terres arables soumises à une culture intensive auront des inconvénients très atténués, surtout si l'épaisseur arable est grande, et si le sous-sol n'est pas imperméable, c'est-à-dire, n'est ni en argile, ni en calcaire dur, ni en roches primitives.

Les terres argileuses qui retiennent l'eau à leur surface, à cause de leur non-porosité, devront être écartées, ainsi que les terrains marécageux.

La couleur du sol n'est également pas à dédaigner, à cause du rayonnement de la chaleur et de la lumière. Les terrains de couleur blanche sont mauvais pour la vue et ont un très grand rayonnement. Ils produisent dans la journée une élévation de température, tandis qu'ils amènent le matin un abaissement à cause du rayonnement nocturne.

Voisinages. — La caserne sera éloignée des rizières, des marais, des arroyos, des canaux envasés, et, si l'on était obligé de s'en rapprocher, on la mettrait au vent de ces sources d'insalubrité.

La proximité du bord de la mer ou des rives d'un grand fleuve a pour effet d'atténuer l'élévation de température, de déterminer la formation de courants d'air qui suivent le cours d'eau et se forment au lever et au coucher du soleil. De plus, elle offre aux agglomérations humaines un déversoir pour les immondices (Reynaud).

La végétation a une importance considérable dans la salubrité d'un établissement. La présence des bois voisins appelle l'humidité et arrête les vents.

Un rideau d'arbres interposé entre un marais et

l'habitation sera une protection efficace contre la malaria. Une végétation trop touffue n'est pas nécessaire, car elle entretiendrait trop l'humidité, et il faut éviter de faire des déboisements inconsidérés qui peuvent rendre insalubres des localités qui, auparavant, n'étaient pas malsaines.

Orientation. — Elle doit être telle, que l'habitation soit exposée aux vents salubres, et soit soustraite à l'influence des marécages voisins. L'action du soleil est évidemment pénible dans les pays chauds, néan— moins, il faut éviter de placer les bâtiments trop à l'ombre des grands arbres, à cause de l'humidité.

Tels sont les principaux desiderata, malheureuse— ment on n'a pas toujours le choix, dans l'établisse— ment d'une caserne, on peut être obligé de la cons— truire sur un mauvais sol, et, dans ce cas, quelles règles devrons-nous observer ?

Les conditions pour faire disparaître ou diminuer les influences dangereuses sont, d'après le Professeur Arnould :

1° Maintenir le niveau de l'eau souterraine au-des— sous du sol des locaux les plus bas ;

2° Supprimer les échanges entre l'air du sol et l'air intérieur de la maison.

3° Préserver le sol des souillures qui peuvent s'ajouter aux éléments qui le composent.

A. Maintenir le niveau de l'eau souterraine au-dessous du sol des locaux les plus bas.

Nous avons déjà dit que la présence des matières

organiques en fermentation constituait la principale cause de l'insalubrité, et que les agents de cette fermentation étaient l'air, l'eau, et la chaleur.

Comme le fait remarquer Reynaud, nous n'avons pas de prise sur les deux premiers agents ; il ne nous est pas plus possible de préserver le sol de la radiation solaire et de la température extérieure qu'il ne nous est possible d'interdire l'accès de l'air. Mais, nous pouvons éloigner l'eau que reçoit le sol, et abaisser son niveau par le *drainage* et par les *cultures* qui sont un excellent moyen d'assainissement, à cause de l'aération du sol qu'elles déterminent et du dessèchement qu'elles entraînent.

Donc, dès que la construction d'une caserne sera décidée sur un emplacement insalubre, il faudra commencer par faire défricher les alentours par les indigènes, puis s'occuper d'ensemencer, de planter, de gazonner et de faire une irrigation convenable des terres avoisinantes.

Le colonel Gallieni, dans ses campagnes du Soudan, avait ordonné de faire des jardins, de cultiver et d'irriguer tout autour des postes, et, par ce seul moyen, il a sensiblement amélioré l'état sanitaire des postes existants qui étaient très pernicieux. Si, aujourd'hui, ils sont encore malsains, c'est surtout parce que nos soldats y sont logés dans des baraques infectes.

Par l'irrigation on assurera l'écoulement des eaux, on supprimera les ruisseaux fangeux, on comblera les trous, les cuvettes, etc...

Enfin on pourra boiser ou déboiser suivant les cas,

et établir des rideaux d'arbres contre certaines influences malariennes

Pour abaisser le niveau de l'eau et le maintenir au-dessous du sol de la bâtisse, celle-ci sera entourée d'un fossé dont les talus seront revêtus d'une maçonnerie imperméable. Des drains, ou simplement des rigoles, assureront l'écoulement des eaux de cette petite tranchée.

B. Eloignement de l'air du sol.

Du moment où la construction doit reposer sur le sol, il faut, pour satisfaire à cette condition, qu'une couche d'isolement soit interposée entre le sol et la maison.

Cette surface d'isolement sera constituée par une épaisse couche de ciment, de bitume ou d'asphalte comprimé, de bétons, etc..., et le mieux, dans les contrées marécageuses, sera de faire reposer la construction sur des voûtes et des piliers en maçonnerie.

C. Préserver le sol des souillures qui peuvent s'y ajouter.

Pour cela, on fera des canaux qui enlèveront toutes les eaux sales provenant des lavabos, des lavoirs, des cuisines ; on veillera au nettoyage complet des locaux, des cours, et des pourtours des bâtiments, et on surveillera d'une manière toute particulière l'enlèvemen et la désinfection des immondices.

CHAPITRE V

DE LA CONSTRUCTION

Le type des casernes permanentes dans les colonies devrait être une série de bâtiments à un ou deux étages, contenant chacun une demi ou une compagnie, plus les locaux de servitude.

Les Anglais ont rejeté définitivement les casernes monumentales, et construisent d'après deux principes :

1° Disposer les pavillons de manière à rendre la ventilation facile, en les perçant de fenêtres sur les deux faces, et en laissant un assez grand espace entre deux pavillons ;

2° Loger peu d'hommes dans chaque pavillon.

Leurs nouvelles casernes sont formées de bâtiments isolés mesurant 42 mètres de longueur sur 6^m,60 de largeur. La hauteur de la chambrée est de 3^m,60. L'intervalle entre deux bâtiments est de 20 mètres au moins, et ceux-ci contiennent deux chambrées de 25 hommes chacune, séparées par deux chambres pour les sous-officiers. L'entrée est au centre, et aux extrémités sont les lavabos et les urinoirs, séparés de la chambrée par un vestibule.

Chaque homme a environ 16 mètres cubes d'air, et a $5^{m2},5$, comme surface de terrain bâti. Les mêmes principes existent pour les colonies, mais avec des dimensions doubles, de telle sorte que chaque soldat y a 32 mètres cubes d'air.

Les règlements français n'exigent par homme que $3^{m2},75$ de terrain bâti, dans la construction des casernes d'infanterie. M. Morache, inspecteur du service de santé militaire, s'est élevé contre cette insuffisance et demande 5 à 6 mètres carrés dans les pays tempérés. Il en faudrait nécessairement le double dans les pays chauds.

En France, aucun type définitif de caserne n'a encore été adopté. Les casernes d'infanterie les plus récentes tiennent à la fois du type linéaire et du block-système, et réalisent un grand progrès dans l'hygiène. On a cherché à isoler le bataillon en le logeant tout entier dans un seul bâtiment, et, autant que peut le permettre la configuration du terrain, les nouvelles casernes se composent de trois corps de logis, dont un central et les deux autres, perpendiculaires au premier, formant les ailes.

Ces trois bâtiments sont séparés par un assez grand espace, ils se composent d'un rez-de-chaussée, où se trouvent les écoles, l'infirmerie, les bureaux, etc..., de deux étages occupés par les chambrées, et de combles, généralement mansardés, dans lesquels on loge les réservistes et les territoriaux, pendant le court espace de temps qu'ils viennent passer à l'armée.

Un ingénieur français, M. Tollet, a construit un certain nombre de casernes à pavillons isolés, à Bourges, à Autun, à Besançon, etc...

Le pavillon Tollet se compose d'une ossature en fer, dont le haut a une forme ogivale. Les murs sont en briques creuses, les surfaces intérieures sont revêtues de matériaux imperméables : stuc, enduit à l'huile, etc..., les surfaces extérieures sont sans revêtement.

Le pavillon a une longueur de 51 mètres et loge une demie compagnie. Il est élevé de deux mètres au-dessus du sol et repose sur des couches de bétons, ou sur des piliers en maçonnerie avec voûtes. La toiture est recouverte de tuiles en terre cuite retenues au moyen de petits liteaux de tôle.

Le chauffage se fait au moyen de poëles calorifères à double enveloppe.

Ces pavillons ont certainement de grands avantages, et aussi quelques inconvénients.

Dans les colonies, les pavillons isolés ne doivent être employés que comme habitations temporaires, et je les écarte comme casernes permanentes, parce que les chambres dans lesquelles couchent les hommes sont trop rapprochées du sol. Pour cette seule raison, je leur préfère le système des bâtiments isolés, à un ou deux étages, de 4 mètres à 4^m,50 de hauteur, suivant le nombre et l'importance des compagnies à y loger.

Ces bâtiments n'auront pas de caves ; au rez-de-chaussée seront la bibliothèque, la salle d'escrime, les bureaux..., aux étages seront les chambrées, et aucun soldat ne sera logé dans les combles, qui serviront de débarras et devront être utilisés pour la ventilation.

Matériaux de construction. — Les matériaux qui entrent dans la construction des habitations aux pays chauds, dit Reynaud, doivent être capables de s'opposer à la propagation de la chaleur et à l'absorption de l'humidité de l'atmosphère ou du dégagement des gaz délétères.

On a employé indifféremment la brique, la pierre, le bois, le torchis, la paille.

Nous éliminerons immédiatement pour les constructions permanentes, la paille, le torchis et le bois qui sont trop facilement altérables. Si le bois présente de grandes facilités pour la construction, si son transport est facile, si les maisons en bois résistent très bien aux tremblements de terre, il est non moins vrai que, sous l'influence de l'humidité, de la chaleur et des termites, le bois s'altère très rapidement. Il oblige à des réparations fréquentes, de telle sorte que ces habitations, d'un prix de revient relativement faible, deviennent très coûteuses par l'entretien qu'elles nécessitent. Infestées de rats, de scorpions, de fourmis, elles sont bientôt inhabitables.

Certains bois, tels que le pin, le sapin, ou d'autres, injectés de substances préservatrices, seront employés quand on ne pourra faire mieux.

Les constructions les meilleures seront celles qui seront faites en pierre, ou en brique et fer.

Les pierres compactes, le granit, le calcaire et le grès durs, seront surtout recherchées ; elles s'opposent à la propagation de la chaleur et au passage de l'humidité.

Si l'on n'a à sa disposition que des pierres poreuses, il faudra revêtir les murs extérieurs d'un enduit imperméable.

A défaut de pierres dures, mieux vaudra se servir de briques soutenues par une charpente en fer. La brique tubulaire est la meilleure ; elle laisse circuler l'air dans les parois du bâtiment, et, cependant, arrête bien l'humidité.

Fondations. — Elles seront faites à 0^m,50 de profondeur ; on comblera le cube extrait avec un aggloméré de sable, de gravier, et de ciment, et on n'emploiera que de la chaux hydraulique. L'isolement du sol par les couches de ciment, de bétons, ou autres, devra être complet, et le niveau le plus élevé des fluctuations de la nappe d'eau souterraine devra être à 1 mètre au moins au dessous du sol de l'habitation.

Si on construisait sur caves, les mêmes précautions seraient prises pour isoler le sol des caves, mais, je le répète, les casernes doivent être construites sans caves, et, en les élevant sur voûtes et piliers, on ménage au-dessous d'elles un espace libre, largement aéré, qui augmente sensiblement leur salubrité.

Murs. — Ils seront en pierres ou en briques tubulaires. Celles-ci devront être disposées de manière à ménager dans l'épaisseur du mur un espace vide qu'on utilisera pour l'aération, sans diminuer en rien la solidité de l'édifice.

La surface extérieure des murs sera badigeonnée en blanc, et mieux, en ocre, à cause de la réverbération et des yeux.

La surface intérieure sera badigeonnée à la chaux, ou recouverte de stuc, ou d'une peinture à l'huile, si ce sont des briques.

Les cloisons intérieures, faites de briques et de plâtre, seront revêtues d'un enduit imperméable à l'huile ou en stuc.

Faîtage. — Il devra être éloigné de 2^m,50 au moins du plafond de l'étage supérieur. Cet espace vide, appelé mansarde ou grenier, ne servira jamais d'habitation.

La toiture en tôle de zinc sera proscrite, le zinc étant un trop bon conducteur de la chaleur.

Les toitures en bois et en chaume seront rejetées, parce qu'elles ont l'inconvénient d'absorber l'humidité, et d'être des nids à insectes.

La meilleure toiture sera faite avec de grandes tuiles plates cannelées, et aura une inclinaison un peu forte.

Planchers. — Ceux en bois devront, autant que possible, être repoussés ; les meilleurs seront en briques ou carreaux vernissés.

Vérandas. — Véritables balcons couverts, les vé–

randas doivent entourer le rez-de-chaussée et les étages du casernement, et le protéger contre la pluie et le soleil. Elles seront larges de 3 mètres, munies de persiennes ou de stores qui permettront de les fermer complètement. Elles sont indispensables dans les pays chauds, car elles permettent l'accès de l'air dans les logements, sans laisser pénétrer la chaleur.

Portes et fenêtres. — Elles feront communiquer les chambres avec les vérandas, et devront être très grandes pour faciliter la ventilation naturelle. Elles seront doubles, c'est-à-dire composées d'une partie extérieure formée de volets à claire-voie mobile, et d'une partie intérieure vitrée pour protéger les hommes contre la fraîcheur des nuits et le changement de température.

Aménagements intérieurs. — Les règles principales auxquelles doit satisfaire l'aménagement des habitations aux pays chauds ont été ainsi formulées par M. Treille :

1° Séparer l'habitation proprement dite des servitudes ;

2° Donner à chaque habitant le plus grand cube d'air possible ;

3° En assurer le renouvellement ;

4° Lui communiquer de la fraîcheur ;

5° Abaisser par suite la tension de la vapeur d'eau.

La première est généralement observée. Les locaux disciplinaires, les décharges de bois, les lavoirs. les buanderies, les cuisines, etc... sont placés dans des endroits assez éloignés, et autant que possible sous le vent de la caserne.

La deuxième est plus essentielle car, dans une chambrée où on respire, où on vit pendant plusieurs heures consécutives, la proportion d'acide carbonique augmente sensiblement aux dépens de l'oxygène, ainsi que la quantité de vapeur d'eau, qui est de 60 à 80 grammes dans un mètre cube d'air respiré. En outre, les exhalaisons pulmonaires, cutanées et autres, les produits viciés de l'éclairage, les odeurs des fourniments, des vêtements, des chaussures, viennent encore augmenter la viciation de l'air et lui donner cette odeur spéciale.

Chaque homme expire, par heure, environ 500 litres d'air, c'est-à-dire un demi-mètre cube d'air vicié, et par conséquent 4 mètres cubes d'air vicié pour 8 heures.

Le règlement du 30 juin 1856, encore en vigueur, en ne donnant au soldat que 12 mètres cubes d'air, lui fait donc respirer, à la fin de la nuit, un air dont le tiers est vicié.

C'est là une faute capitale contre l'hygiène, et M. Papillon, inspecteur du Service de Santé de la Guerre, a demandé 32 mètres cubes d'espace par homme. Viry demande également 32 mètres cubes, et le général Morin 60 mètres cubes.

Ces chiffres sont peut-être exagérés, et j'estime que l'on peut se contenter en France de 24 mètres cubes, et aux colonies de 45 mètres cubes d'air par homme.

Les dimensions d'une chambrée pour 25 hommes,
à raison de 45 mètres cubes par homme, seraient :

Longueur.	35 mètres.
Largeur	8 »
Hauteur	4 »

Les trois dernières règles dépendent de la ventilation, qui est naturelle ou artificielle.

La ventilation naturelle est assurée par les portes et fenêtres. A leur partie supérieure sont des vitres perforées des systèmes Trélat, Herscher, ou des châssis mobiles que l'on peut ouvrir à différents degrés.

En outre, on doit ménager dans les murs des bouches d'air, des ouvertures appelées ventouses, débouchant, les unes au-dessus du plancher, les autres au-dessous du plafond.

Théoriquement, l'air chaud étant plus léger que l'air froid, l'air extérieur entre par les premières, et l'air intérieur sort par les secondes. Ce qui est absolument faux en pratique, attendu que, les ouvertures supérieures étant plus dégagées que les inférieures, il entre au moins autant d'air extérieur par les premières que par les secondes, et il sort autant d'air intérieur par les unes que par les autres.

Ventilation artificielle. — Renouveler l'air des chambrées est un problème assez difficile à résoudre dans les pays chauds où l'air extérieur a ordinairement une température plus élevée que l'air intérieur.

La meilleure ventilation artificielle actuellement en usage dans nos casernes coloniales est celle des nouvelles casernes d'Hanoï, décrite par Reynaud, et qui a donné de bons résultats.

Elle se fait à l'aide d'ouvertures de forme ogivale, au nombre de quatre par chambre, pratiquées dans les murs de façade et en communication avec les combles. Ces combles eux-mêmes communiquent avec l'extérieur par un lanterneau qui s'étend sur toute la longueur du bâtiment. La chaleur échauffe l'air des combles et fait ainsi appel d'air dans les chambres.

Dans quelques baraques américaines, on utilise un dispositif très simple qui produit la ventilation par propulsion. Ce sont deux manches parallèles et juxtaposées partant, l'une au niveau du plafond et l'autre au niveau du plancher, et venant s'ouvrir au-dessus du toit en prenant la forme d'une girouette. Celle-ci est disposée de manière à orienter toujours du côté du vent l'ouverture du tuyau venant du plancher, tandis que l'orifice de l'autre tuyau est orienté en sens inverse. L'air pur pénètre ainsi jusqu'au plancher, et l'air vicié sort par l'ouverture supérieure (Morache).

Les Anglais ont dans leurs casernes des cheminées d'aérage dans lesquelles passe un tube parcouru par un courant d'air chaud ; l'appel se fait par ce tube, autour duquel l'air des chambres est attiré. C'est le meilleur système de ventilation, auquel on reproche, à tort, d'être une source de chaleur dans l'intérieur des salles. L'air qui circule entre le tube et la cheminée est un matelas suffisant pour empêcher la propagation de la chaleur, et il faut toucher la cheminée d'aérage pour en ressentir de très légers effets caloriques.

Locaux annexes.

Latrines. — Leur établissement réclame le plus grand soin de la part de ceux qui dirigent la construction des casernes. Elles seront spacieuses, largement ventilées, et toujours placées sous le vent des locaux habités.

Elles contiendront des urinoirs et un certain nombre de cabinets. Comme nos colonies sont en général dépourvues d'égoûts, ce sont des fosses fixes ou des fosses mobiles qui recucillent les matières fécales. Le système des fosses mobiles est préférable, car on trouvera une entreprise qui emportera le contenu.

Les lieux à la turque ne doivent pas être tolérés, et on doit exiger une cuvette quelconque fermée par un clapet automobile ou un système à pédales. La désinfection des latrines sera l'objet d'une sollicitude toute spéciale.

Lavabos-Hydrothérapie. — La propreté corporelle est un des facteurs les plus importants de la santé dans les pays tropicaux. Elle assure le fonctionnement de la peau, la débarrasse des principes irritants et des poussières atmosphériques qui se déposent à sa surface.

Les bains enlèvent les produits graisseux et les excrétions sudorales de la peau, en même temps qu'ils opèrent une soustraction de calorique et qu'ils tonifient tout l'organisme.

Dans les zones tropicales, chaque soldat devrait prendre deux douches par jour, une au réveil, et l'autre après les exercices du soir, pour le nettoyage et le bien-être du corps.

Au point de vue de l'hygiène, je recommande, pour le matin et pour le soir :

1° Une douche en pluie de 30 secondes ;

2° Un lavage de tout le corps au savon ;

3° Une seconde douche en pluie de 30 secondes.

Ces trois opérations ne doivent pas durer plus de 4 à 5 minutes.

La seconde douche pourra être avantageusement remplacée par un bain de 5 à 10 minutes dans une piscine à la condition que celle-ci soit assez grande pour que l'homme puisse y nager, et s'y livrer à toutes sortes d'acrobaties.

L'hydrothérapie à la caserne pourra être combinée avec des bains à la rivière ou à la mer.

En sortant d'une salle d'escrime, ou de la pelouse du lawn-tennis, la douche est excellente, à la condition de ne pas durer plus de 30 secondes, et d'être suivie d'un séchage rapide et complet.

Lavoirs, buanderies. — Ils doivent être couverts, tenus très proprement, et avoir les conduites d'écoulement des eaux sales en parfait état. Ces eaux sales se rendront à la mer, à un fleuve ou dans des puits absorbants éloignés de la caserne.

L'eau des bassins sera fréquemment renouvelée, les parquets des lavoirs et buanderies seront lavés à grande eau, et on veillera à ce que les eaux savonneuses ne stagnent pas dans un coin.

Cuisines. — Elles seront toujours placées sous le vent de la caserne et suffisamment éloignées des logements pour que les émanations ne se répandent pas dans les chambrées.

Leur ventilation sera assurée par de larges fenêtres et portes, et elle sera complétée par l'adaptation d'une manche à air qui, partant au-dessus des fourneaux, s'ouvrira et pourra s'orienter à volonté au-dessus du toit.

La chaleur des fourneaux étant très anémiante, les cuisiniers devront, autant que possible, être choisis parmi les indigènes.

Infirmerie régimentaire. — D'après les règlements actuels, l'infirmerie doit être installée dans un pavillon spécial ou dans un corps de logis éloigné du casernement occupé par la troupe. Elle doit être séparée de la caserne par une cour, loin du bruit et des odeurs. Une infirmerie régimentaire doit être un bâtiment à un étage comprenant : six pièces au rez-de-chaussée :

1° Une salle de visite, dans laquelle sera la tisanerie, et qui pourra servir en même temps de logement au sous-officier ou au caporal chargé de l'Infirmerie ;

2° Une salle d'attente ou un grand corridor avec des bancs pour les fatigués et les éclopés ;

3° Une salle renfermant des armoires pour les médicaments, les instruments, les registres, et qui sera la salle de visite du Médecin-major ;

4° Un bureau pour le Médecin-major, qui sera en même temps le cabinet de consultation où il recevra les officiers ;

5° Une chambre servant de magasin pour les effets des malades, les ustensiles et les approvisionnements de l'infirmerie ;

6° Une salle de douches et de bains.

5 pièces au premier étage :

1° Une chambre pour les fièvreux ;

2° Une chambre pour les blessés ;

3° Une chambre pour les vénériens ;

4° Une chambre pour les sous-officiers ;

5° Une chambre pour les convalescents.

Le nombre de lits à affecter à une infirmerie régimentaire dans les pays chauds, tant pour les malades que pour les convalescents, doit être fixé à 3°/₀ de l'effectif.

Jardins. Cours. Ecuries. — Chaque caserne doit avoir des jardins et être entourée d'une cour la séparant de ses annexes.

Les jardins peuvent fournir à la cuisine de précieuses ressources, en même temps que, par leur culture, ils contribuent à l'assainissement de la caserne.

La cour sera plantée d'arbres de haute futaie, pour pouvoir ultérieurement servir d'abri aux soldats pendant leurs exercices.

Les écuries seront sous le vent de l'habitation et placées à une certaine distance. Elles seront tenues très-proprement et construites de manière que leur nettoyage soit facile et que l'écoulement des liquides se fasse librement au dehors.

Les fumiers et les purins seront enlevés plusieurs fois dans le courant de la semaine et seront employés au fur et à mesure pour la culture.

CHAPITRE VI

HABITATIONS TEMPORAIRES

L'armée coloniale est instituée pour garder nos possessions d'outre-mer, et aussi pour faire campagne.

Le soldat n'habite donc pas toujours les casernes des principales villes ; il passe un certain temps dans les postes, les blockauss, et, envoyé en expédition, il peut loger dans des cantonnements, dans des paillottes ou sous la tente.

Le logement des troupes dans les postes des colonies est le plus souvent très-défectueux.

Les blockauss construits en pierre font exception, et par suite de leur situation sur les points culminants, ils sont généralement assez salubres. Le principal reproche à leur adresser est qu'ils abritent un trop grand nombre d'hommes, mais ce sont les nécessités de la guerre ou de la sauvegarde du pays.

Les postes fermés avec des baraquements sont presque toujours dans de détestables conditions hygiéniques. Les postes du Sénégal notamment, sont tous, à peu de chose près, construits sur le même modèle, et sont tous aussi malsains. C'est une enceinte quadrangulaire avec des murs à créneaux, et des bastions aux coins ; dans l'intérieur sont les bâtiments et leurs annexes. Le pavillon des officiers est quelquefois en pierre, mais n'a pas d'élévation au-dessus du sol et ne possède qu'une véranda rudimentaire. Le pavillon de la troupe est une baraque en bois, quelquefois sans plancher, toujours sans plafond, avec une toiture en bardeaux, qui devient la proie des termites, et ne garantit ni contre le soleil, ni contre la pluie (G. Reynaud.)

Dans le Soudan, la situation n'est pas meilleure, sinon pire (Rapport du Dr Laffont.)

Le choix de l'emplacement des postes n'est pas plus heureux. Dans le voisinage même des hauteurs, on les a placés dans des bas-fonds. La culture, les irrigations, sont le plus souvent négligées. En un mots, les règles les plus élémentaires de l'hygiène n'ont pas été observées.

Je n'insiste pas davantage sur ces négligences coupables ou ces erreurs qui appartiennent au passé, et nous devons nous préoccuper d'élever des constructions dignes d'être habitées par des hommes.

Baraques et Pavillons. — Actuellement, un grand nombre de baraques sont livrées à notre choix : il s'agit de bien choisir.

D'une façon générale, toute baraque pouvant servir dans les pays chauds doit être à double paroi, avec plancher, plafond et véranda.

Les pavillons démontables du système Espitalier sont composés de plaques en carton comprimé de 4 millimètres d'épaisseur, imperméables à l'eau. Plongées dans ce liquide à la température ordinaire pendant plusieurs heures, elles ne s'imbibent pas.

Les pavillons du système Moysant ont été employés à Diego-Suarez. Longs de 35 mètres, larges de 6 mètres, chacun reçoit 40 hommes.

Ils reposent sur des piliers en maçonnerie qui les isolent du sol, et sont entourés d'une véranda de 2 mètres. C'est un progrès notable, mais les aménagements intérieurs laissent beaucoup à désirer.

La baraque mobile de Ravenez est composée d'une ossature en fer, et de triples parois ; à l'extérieur, une toile imperméable, à l'intérieur une toile incombustible et lessivable, entre ces toiles, des paillassons ou un épais matelas d'étoupes, de varech, de jonc, mousse...

Les parois supérieures forment un double toit composé inférieurement d'une voûte et supérieurement d'un faîtage en équerre. La voûte du plafond est formée de la toile interne et des paillassons reposant sur un lattis de fer léger ; elle supprime tous les angles, ces repaires de miasmes et de microbes ; le faîtage comprend la toile externe reposant sur les chevrons des fermes.

L'espace vide entre la voûte et le faîtage en équerre forme un couloir dans lequel l'air circule librement, qui peut être plus ou moins ouvert à ses extrémités au moyen de volets mobiles, et qui sert utilement pour la ventilation. L'air vicié sort par des ventouses établies dans la voûte et s'écoule par cet espace vide.

Cette baraque présente, à son intérieur, une longueur de 9 mètres, une largeur de 6 mètres, une élévation de $5^m,50$ du faîtage au plancher. Elle cube $229^m,50$ et contient 12 lits, ce qui fait pour chaque lit un cube d'air de $19^m,09$.

G. Reynaud dit qu'avec un lanterneau sur la toiture pour accélérer la ventilation, et une véranda circulaire, on pourrait l'utiliser avantageusement dans les pays chauds.

La tente-baraque du capitaine du Génie Danois de Dœcker, perfectionnée par MM. Christoph et Unmack, est formée de deux murailles principales, de deux pignons, d'une toiture avec lanterneau. Elle contient un cabinet d'aisances. Les toits et les parois sont faits de panneaux mobiles constitués par un cadre de bois recouvert sur ses deux faces par deux lames de revêtement. Celles-ci, épaisses de 4 millimètres, sont en feutre, recouvert de toile-jute ou de toile à voile. Elles sont séparées l'une de l'autre par un espace de 23 millimètres. La face externe est imperméabilisée avec de l'huile de lin bouillante. La face interne est imprégnée de sulfate d'ammoniaque, et badigeonnée de silicate de potasse pour la préserver du feu. Il n'y a pas de charpente à proprement parler. Les parois sont fixées par des rainures dans les planches en bas, et dans le pourtour du toit en haut. Le tout est consolidé par des crochets, des encoches, et maintenu par des fermes reliées entre elles.

Les ouvertures sont nombreuses ; une porte à chaque pignon, des fenêtres de $0^m,60$ à 1 mètre sur les côtés, et deux lanterneaux assurent la ventilation. Sur chaque façade du pavillon, des panneaux peuvent se lever et former véranda. Le cubage est de 295 mètres cubes pour quinze lits d'hôpital ou vingt lits de campagne, ce qui fait 15 mètres cubes d'air pour chaque lit.

Ces baraques ont été envoyées au Dahomey ; leur toiture ne protégeait pas suffisamment contre la chaleur et se laissait imbiber par la pluie. A peine édifiées, il a fallu poser au-dessus de cette toiture en cartonnage, une seconde toiture en paille, élevée de $0^m,50$ au-dessus de la première, la débordant de tous côtés, de manière à former véranda et à protéger les murs.

La tente-baraque Tollet se compose d'une ossature en fer de forme ogivale et de parois de toile reposant sur cette ossature. Le type adopté par le ministère de la Guerre pour le service des ambulances mesure 15 mètres de longueur sur 6 mètres de largeur et $3^m,90$ de hauteur sans faîtage. L'édifice, dont le cube est de 201 mètres, peut contenir 12 ou 16 lits. Dans le premier cas, chaque habitant dispose de 17 mètres cubes d'air ; dans le second, de 12 mètres cubes seulement.

La tente-baraque Le Fort présente une charpente de bois et des parois en toile. La toiture est surmontée d'un reiterdach. Les parois verticales peuvent être relevées pour former une sorte de véranda.

Cantonnement. — Le soldat peut cantonner dans les villages et hameaux, et, dans les colonies, il est exposé à être logé dans toute espèce de maisons : pagodes, paillottes, cases en terre, en bambou tressé, magasins, etc.

Dans les expéditions coloniales, il y aura lieu de considérer le plus souvent les habitations des indigènes comme des abris dangereux, et, par conséquent, de ne pas les occuper.

Pendant l'expédition du Tonkin, on a utilisé d'anciennes pagodes ou des magasins à riz en briques ou en torchis, recouverts de tuiles ou de paillottes.

A Formose, on a trouvé heureusement le grand établissement des Douanes, les vastes magasins en pierre d'une société anglaise, et une superbe pagode.

Au Dahomey, on a logé les troupes, au début de l'occupation, dans les magasins des maisons de commerce, ou les maisons d'école des missionnaires.

Malheureusement, on ne trouve pas souvent des habitations aussi confortables, et, généralement, dans les villages indigènes, sont des cases infectes, à peine bonnes à protéger contre le soleil, et que l'on doit éviter.

Si l'on est dans la nécessité d'occuper un village aussi malpropre, le mieux est d'imiter la conduite et les procédés du colonel Galliéni et du docteur Laffont à Siguiri (Soudan). « Il fut décidé, dit le docteur Laffont, que la colonne camperait provisoirement au sud-ouest du village, en attendant que celui-ci fût aménagé pour la recevoir... Le terrain fut déblayé, nivelé, et débarrassé des herbes en broussailles qui l'encombraient.

« Les murailles intérieures, les cases inutiles et cellesqui menaçaient ruine furent abattues, et, dans ce dédale de ruelles étroites et de cases entassées, la pioche traça de larges voies aboutissant à une place centrale. Le terrain fut ensuite divisé en autant de secteurs que la colonne comprend de sections ou de services. De l'ancien labyrinthe, où les serpents et les rats avaient élu domicile, il ne restait debout que les murailles d'enceinte, les cases habitables, les arbres soigneusement respectés par la hache des démolisseurs ; l'air circulait librement, et les rues, balayées par la brise, étaient à peu près propres. Peu à peu, les cylindres de banco, qui constituent les logements des indigènes, se recouvrent de toitures de paille à forme conique, des ouvertures d'aération s'ouvrent dans leurs parois, l'intérieur est nettoyé, le sol battu..... »

Si le cantonnement n'est pas possible, on peut construire des baraquements avec des paillottes, du bambou tressé, etc..... avec ce que l'on trouve, en ayant soin, quelle que soit la matière employée, d'isoler les habitations du sol en les élevant, soit sur des madriers, soit sur des piliers en maçonnerie, ou sur des pilotis. Sous aucun prétexte, les hommes ne devront se reposer sur la terre, et les lits de camp improvisés seront à $0^m,50$ au moins au-dessus du sol. A Kotonou, les lits, appelés taras, étaient fabriqués avec des nervures de palmier disposées sur une charpente et ligaturées ensemble avec des lanières de copeaux, espèce de rotin (Giraud).

Tentes. — Dans les pays chauds, la meilleure tente ne vaut rien ; toutes sont insuffisantes pour protéger le soldat contre le soleil, et la chaleur y est étouffante.

Les soldats de la colonne du Soudan s'en servent pour recouvrir les paillottes ou gourbis qu'ils construisent pour les campements.

La première tente-abri est due à l'ingéniosité de nos soldats d'Afrique. En décousant leur sac de campement, ils obtenaient une pièce de toile carrée ; deux de ces toiles, unies au moyen d'un artifice et soutenues par des fusils, formaient un Λ (V renversé) sous lequel deux camarades pouvaient se coucher. La tente-abri perfectionnée devint réglementaire en 1854. Elle est aujourd'hui remplacée par la tente Waldéjo qui est moins encombrante et plus pratique, et qui allège la charge de l'homme de 200 grammes.

La tente Taconnet et la tente conique, dite tente turque, ou à marabout, sont destinées à l'installation des camps d'une certaine durée. La première doit abriter 16 hommes, cube 24 mètres et pèse 30 kilogrammes. La seconde abrite également 16 hommes, cube 30 mètres et pèse 59 kilogrammes ; elle a le grand inconvénient qu'on ne peut rester debout qu'à son centre.

Les tentes en usage dans l'armée anglaise sont circulaires, elles ont 3 mètres de hauteur et 3^m,80 de diamètre à la base, elles doivent contenir 16 hommes. Aux Indes, elles ne servent que pour 12 soldats.

Mais, je le répète, de tous les modèles proposés, pas un seul n'est bon pour les pays chauds.

CHAPITRE VII

Les casernes doivent être tenues très proprement,
les chambrées doivent recevoir de temps en temps
des désinfectants, et, chaque année, l'habitation entière doit subir une désinfection complète.

Le nettoyage journalier de la caserne doit consis-
ter dans les mesures suivantes indiquées par le docteur G. Reynaud.

Aussitôt après le lever des hommes, faire ouvrir
les fenêtres, en abaissant les stores de la véranda du
côté du soleil, laisser les lits découverts pendant
quelques instants, passer des linges légèrement
humides sur le parquet et assécher aussitôt, puis balayer ; exiger des hommes que le brossage de leurs
effets et leur astiquage soient faits sous la véranda ;
la balayer ensuite et la laver au faubert humide ou
même à grande eau, si elle est recouverte de carreaux
vernissés avec une pente suffisante pour assurer

l'écoulement de l'eau ; une fois par semaine, essuyer les vitres des portes et fenêtres. Le même jour, il sera bon d'ajouter à l'eau qui sert à imbiber les linges une certaine quantité d'eau phéniquée à 50 pour 1000, ou de liqueur de Van Swieten, on stériliserait ainsi les poussières des interstices et des coins.

Il faut entretenir les draps et les couvertures dans une propreté absolue Le blanchissage des draps sera fait au moins une fois par mois ; les matelas seront refaits tous les ans et désinfectés.

Les lits seront préservés des punaises par des lavages avec la liqueur de Van Swieten, ou des badigeonnages au pétrole et des insufflations de poudre de pyrèthre à la fin de mai et au commencement de juillet.

Des crachoirs seront en permanence dans les chambres et les vérandas ; on y versera une solution de sulfate de cuivre on un lait de chaux.

Des caisses à ordures placées sous les vérandas recevront tous les débris, les ordures des tables et des chambrées. Les ustensiles de table seront lavés à l'eau chaude après chaque repas. Une souillarde sera installée à cet effet en dehors de la cuisine.

Les latrines seront l'objet d'une surveillance toute spéciale. Les bailles ou tinettes seront enlevées chaque matin, et désinfectées avant d'être remises en place.

Les water-closets seront lavés à grande eau, puis lavés une seconde fois avec une solution de sulfate de cuivre à 12 grammes par litre. Le parquet sera saupoudré d'un mélange d'une partie de sulfate de fer pulvérisé pour trois parties de sable. De temps en temps, au moins deux fois par semaine, les murs seront badigeonnés avec un lait de chaux qui se fait en arrosant la chaux petit à petit avec la moitié de son poids d'eau. Quand la délitescence est effectuée, on met la poudre dans un récipient soigneusement bouché et placé dans un endroit sec. Comme un kilogramme de chaux, qui a absorbé 500 grammes d'eau pour se déliter, a acquis un volume de 2^l,200, il suffit de la délayer dans le double de son volume d'eau, soit 4^l,400, pour avoir un lait de chaux bien confectionné.

Les désinfectants employés pour les matières fécales seront :

1° Le sulfate de fer, à raison de 3 kilogrammes pour 100 litres de matière ;

2° La solution de sulfate de cuivre à 50 pour 1 000 ;

3° La solution de chlorure de zinc à 50 pour 1 000 ;

4° Les huiles lourdes de houille ;

5° L'action de la vapeur à plus de 110° ;

6° Le chlorure de chaux sous forme de lait de chaux ;

7° L'eau de mer électrolysée ;

et plusieurs autres qu'il est inutile d'ajouter à cette liste déjà suffisamment longue.

Les urinoirs doivent être distincts, c'est-à-dire placés en dehors des latrines, et, sous aucun prétexte, on ne doit tolérer que l'homme aille uriner dans les latrines.

Ces urinoirs seront en marbre, ou en ardoise, ou

en fonte émaillée, et irrigués d'un filet d'eau en permanence.

La désinfection de la caserne sera faite par le
soufre et de la manière suivante :

Après avoir cubé la pièce, on bouchera, aussi
exactement que possible, toutes les ouvertures, en y
laissant tous les objets meublants (tentures et literie).

Toutes les pièces d'équipement et les vêtements
seront étalés dans les chambres sur des filières. Les
sacs des hommes seront vidés, largement ouverts,
et leur contenu sera étalé sur le parquet ou sur un
lit.

On disposera le soufre, à raison de 40 grammes par
mètre cube, en construisant avec des briques des
foyers, ou en le mettant dans des vases en terre, et
en le plaçant sur des morceaux de charbon de bois.
Pour l'enflammer, on y versera un peu d'alcool, puis
on y mettra le feu.

La pièce restera fermée pendant au moins 24 heures,
et ensuite on pratiquera un lavage très complet de
toutes les parties de la pièce, on essuiera et on bros-
sera les vêtements et les objets d'équipement.

Les inconvénients des gaz sulfureux sont insigni-
fiants, et l'altération des diverses substances : métaux, tissus teints, par l'acide sulfureux, n'est pas
assez marquée pour être un obstacle à son emploi.
Les métaux sont recouverts d'une légère patine qu
disparaît entièrement avec le frottement.

A défaut de fumigations sulfureuses, M. Raoul,
pharmacien chef des colonies, propose les vapeurs

d'acide hypo-azotique, dont il s'est servi avec le plus grand succès à la Guadeloupe pendant le choléra. On fait dégager dans la salle une grande quantité de vapeurs d'acide hypo-azotique avec la préparation suivante :

Tournure ou feuilles de cuivre. . .	10 grammes
Acide azotique ordinaire	50 »
Eau · . · · . · . . · . .	67 »

par mètre cube de la salle.

Ce procédé est d'une application très délicate, pénible pour les opérateurs qui s'exposent aux vapeurs. Celles-ci altèrent profondément les métaux, mais agissent puissamment sur tous les germes. La désinfection des effets et des linges s'opère d'une façon plus complète par l'étuve.

Comme autres désinfections des locaux : boiseries, meubles, etc..., on peut recommander la solution de Van-Swieten, l'eau iodée, la solution de chlorure de zinc, etc...

Sanatoria. — Ce sont des établissements, le plus souvent situés sur des hauteurs, présentant des conditions de salubrité spéciale, et sur lesquels on dirige les hommes atteints de fièvre rebelle, d'anémie, d'affections diverses n'exigeant pas un renvoi immédiat en France.

Trois colonies seulement, et non les plus malsaines, sont dotées de ces refuges et y possèdent des hôpitaux.

La Guadeloupe a le camp Jacob dont l'hôpital peut contenir cent trente lits. Les casernes d'artillerie et d'infanterie peuvent loger sept cents hommes.

La Réunion possède, à 1 000 mètres d'altitude, un petit hôpital thermal et de convalescents pouvant contenir quatre-vingts malades. La source d'eau thermale est bicarbonatée sodique.

La Martinique a le camp de Balata, à 438 mètres d'altitude, qui, malgré le délabrement de ses constructions, a rendu de grands services aux troupes en temps d'épidémie.

Les sanatoria sont des établissements indispensables dans les colonies, et il est regrettable que nous n'en possédions pas un plus grand nombre, d'autant plus que, dans toutes nos possessions, il est facile de trouver leurs emplacements dans des régions salubres.

Au Tonkin, l'hôpital de Quang-Yen passe pour être un sanatorium. Les malades convalescents y sont évacués avant de rejoindre leur corps. Cet hôpital, à cause de son voisinage de la mer, a rendu de notables services, mais il est insuffisant à bien des titres.

Nous relevons, dans le livre du docteur G. Reynaud, les lieux indiqués pour l'établissement des sanatoria :

L'Ilet la Mère pour la Guyane, Thiès pour le Sénégal, Kita ou la Laoussa (entre Badembé et Bafoulabé) pour le Soudan : le cap Saint-Jacques pour la Cochinchine ; les hauteurs de la Cac-Bà, les montagnes du Quang-Yen ou de Cai-Tram, au sud de Chu, ou le massif de Bavi, ou Dô-Son, au Tonkin.

CHAPITRE VIII

EXERCICES MILITAIRES

Dès son arrivée au corps, le soldat est soumis à une série d'exercices gradués qui lui donnent le summum d'activité et de résistance. Le soldat entraîné est celui qui sait marcher, courir, franchir des obstacles avec une charge sur le dos, braver les intempéries des saisons. Il sait se battre, attaquer et se défendre. Quand il part pour les colonies, il a un certain temps de service, et a, par conséquent, une certaine éducation militaire.

Le séjour dans les pays chauds est-il incompatible avec les exercices physiques ? Assurément non. Ils sont même nécessaires, à la condition toutefois qu'ils ne soient pas trop prolongés, qu'ils ne demandent pas trop d'efforts, qu'ils soient faits à l'abri du soleil pendant la matinée et la soirée.

L'Européen doit s'occuper et prendre du mouvement dans les pays chauds, et celui qui se laisse aller à l'oisiveté, au désœuvrement, tombe dans un alanguissement funeste pour sa santé.

D'une manière générale, les exercices auront lieu en plein air, sur le terrain de manœuvre et dans les cours, avant 9 heures du matin et après 4 heures du soir, et on attendra que le brouillard du matin soit dissipé.

Les exercices exigeant un développement de forces exagéré et prolongé, qui consistent à creuser des tranchées, à faire des terrassements, doivent être supprimés, car mieux vaut l'inactivité la plus absolue que de pareils travaux qui déciment les troupes.

Les règlements prescrivent les exercices d'assouplissement, de gymnastique, des sauts, de l'escrime, de la boxe, etc..... Ce sont de très bons exercices qui donnent au corps la souplesse, la dextérité, l'agilité dans les mouvements, et qui, par conséquent, doivent être faits dans les pays chauds, mais ils seront l'objet d'une surveillance spéciale, et les gradés arrêteront les hommes quand ils les verront couverts de sueur, et ne les laisseront pas arriver jusqu'à l'essoufflement et la fatigue.

Tous ces exercices devront être coupés par de nombreuses pauses, et les reprises seront de courte durée.

Marche. — Le secret de la guerre, disait Maurice de Saxe, est dans les jambes du soldat. La marche est, en effet, un des principaux éléments de la victoire, et dans les colonies, comme partout, elle est obligatoire, mais elle ne doit pas être forcée, ne pas dépasser 15 kilomètres par jour, à moins d'une nécessité absolue, et, dans ce cas, elle ne peut excéder

20 kilomètres. Les marches se feront le matin de 5 heures à 9 heures, ou le soir de 4 à 7 heures 1/2.

Des haltes de 10 minutes auront lieu après chaque période de 50 minutes de marche, et une grande halte d'une demi-heure après 2 heures 1/2 de promenade.

Si la marche doit se prolonger pendant toute la journée, elle sera interrompue à 9 heures du matin pour reprendre à 4 heures du soir. Ce long repos se fera sous les arbres, non loin d'un cours d'eau, si c'est possible.

Le café sera donné à la troupe avant le départ de la caserne, et chaque homme aura, pour la route, son bidon rempli d'une infusion légère de café. Sous aucun prétexte, dans les pays insalubres, les soldats ne sortiront le matin à jeun. L'homme sera allégé le plus possible, la marche ne se fera pas en rangs serrés, et dans les pays à sol blanc, sablonneux, les soldats porteront des conserves de couleur.

Les excès de boisson, la lourdeur de l'équipement, une température élevée avec une atmosphère humide, et la marche en rangs serrés, sont toutes les conditions réunies pour attraper un coup de chaleur.

Au retour de la marche, les hommes devront recevoir une douche de 30 secondes et se laver tout le corps.

Corvées diverses. — Les corvées de jour, au soleil, doivent être faites par les indigènes, et, d'une manière générale, nos soldats ne devraient jamais faire les corvées de vivres, et certains nettoyages qui les avilissent et déshonorent leur uniforme aux yeux des Nègres, des Annamites, etc... Les indigènes regardent passer avec dédain et mépris ces malheureux, affublés de longues blouses grises, plus ou moins sales, qui les rendent grotesques, poussant maladroitement des brouettes, des chariots, roulant des caisses, suant et peinant sous le soleil. Le soldat, par la suppression des corvées, gagnerait en santé et en dignité. Comme dans l'armée coloniale anglaise, à chaque compagnie française devraient être affectés quelques indigènes chargés de faire les corvées pénibles.

Si, par nécessité, par manque absolu d'indigènes, le soldat français doit faire des travaux de terrassement ou de remuement de terre, il devra recevoir une nourriture spéciale, tonique, et une ration supplémentaire de vin de quinquina ou de vin quininé.

Jeux. — Il serait à désirer que des jeux de paume, de cricket, de boules, de quilles, de lawn-tennis, etc., fussent installés dans l'intérieur des casernes, et les officiers devraient les surveiller et encourager les hommes à s'y adonner.

Ces jeux sont excellents à tous les points de vue ; ils sont très bons pour le développement physique et ont une heureuse influence morale. Ils intéressent l'esprit, l'occupent par leurs péripéties, le maintiennent dans une gaîté et une sérénité des plus favorables.

En outre, ils auraient l'immense avantage d'intéresser les hommes, et de les empêcher d'aller s'échouer dans les cabarets qui leur sont si funestes.

Les Anglais se livrent à ces jeux avec le plus grand plaisir et une assiduité soutenue. Les joueurs français y apporteraient leur fougue, leur entrain, et accepteraient très volontiers ces divertissements.

Sieste. — Après le repas de 10 heures, la chaleur est accablante, et tout travail intellectuel ou corporel est impossible. Le repos est donc nécessaire, et une sieste de deux heures devra être accordée aux hommes, après laquelle ils pourront se livrer à diverses occupations sous abri, nettoyage et entretien de leurs affaires, lecture, école élémentaire, etc...

CHAPITRE IX

DE L'HYGIÈNE DANS LES PRÉPARATIFS D'UNE EXPÉDITION
COLONIALE

Nous terminerons ces conférences en résumant les
mesures hygiéniques à prendre avant le départ pour
une campagne de guerre coloniale, et pendant le
temps que dureront les opérations militaires.

Les expéditions dans les pays chauds fournissent
une mortalité par maladies bien supérieure à celle qui
est due au feu. C'est la maladie qui est le principal
ennemi à vaincre. L'observance rigoureuse des règles
de l'hygiène et une bonne organisation sanitaire sont
donc, pour ces campagnes, des éléments de succès des
plus importants, et cependant ces deux facteurs restent toujours secondaires et semblent peu préoccuper
ceux qui préparent les expéditions.

On est douloureusement surpris, quand on com-
pare l'organisation sanitaire de nos expéditions coloniales à celle des expéditions dirigées par les Anglais.

6*

Tout y est prévu dans les moindres détails, rien n'est laissé à l'improvisation ; les moyens de transport, les vivres, les objets de pansements de toutes sortes, les moyens de locomotion rapides, les centres d'évacuation, etc..., tout est prévu d'avance.

Si on lit, écrit G. Reynaud, les relations des campagnes d'Abyssinie, des Ashantis, du Soudan, on reste plein d'admiration devant cette sollicitude qui ne néglige aucun détail et prévoit toutes les éventualités. Quand les troupes débarquent ou que la colonne se met en marche, tous les services sont outillés, abondamment pourvus, et prêts à fonctionner.

Je ne peux du reste mieux faire que de donner ici un résumé très succinct de la manière dont lord Wolseley, aussi grand hygiéniste qu'habile général, avait ordonné les préparatifs de l'expédition dirigée contre les Ashantis (1873-1874).

Dès que cette expédition fut décrétée et confiée à lord Wolseley, celui-ci déclara qu'il ne la ferait que pendant les mois de janvier et de février, saison la plus favorable, et qu'il ne ferait partir ses troupes que lorsque tout serait prêt à la Côte-d'Or pour les recevoir et pouvoir se mettre en route, dès le lendemain de leur arrivée. En même temps qu'en Angleterre, on faisait les préparatifs de cette campagne, on expédiait à la Côte-d'Or : des ingénieurs avec mission de confectionner des routes, des ponts, des gîtes d'étape, des baraquements, des hôpitaux; des médecins avec mission de choisir les emplacements des constructions et de surveiller, au point de vue de l'hygiène, leurs installations.

En outre, ceux-ci devaient vacciner les indigènes, prendre des mesures de quarantaines sévères contre toutes les provenances suspectes, et prescrire tous les travaux nécessaires : irrigations, culture, canalisations, pour préserver les habitations des influences nuisibles et principalement de la malaria.

Enfin partaient des administrateurs et des militaires, chargés d'accumuler des approvisionnements de toutes sortes, d'établir un service d'étapes, et de faire des reconnaissances pour prendre contact avec l'ennemi.

Lord Wolseley vint lui-même prendre connaissance du pays, s'assurer que tout marchait à sa convenance, et que tout serait prêt pour la fin de décembre. Grâce à toutes ces dispositions, cette expédition dura moins de deux mois, et fut menée très brillamment et très heureusement.

Il n'y eut que 18 % de morbidité parmi les troupes européennes et 65 décès dont 14 tués et 51 morts de maladies, en comprenant toutes les pertes tant à la Côte-d'Or, qu'à bord des transports de rapatriement et que dans les hôpitaux en Angleterre.

Le coût de cette campagne fut de vingt-deux millions et demi.

Tels furent les résultats de cette guerre coloniale dont on faisait si grand bruit au moment des préparatifs de notre malheureuse campagne de Madagascar.

Quand une expédition coloniale est projetée, il convient tout d'abord de se préoccuper de la saison et de choisir celle dans laquelle les troupes auront à subir le moins possible les terribles effets de la chaleur, de l'humidité, de la malaria, qui sont les trois principaux facteurs de la pathogénie des pays chauds.

Les saisons favorables varient suivant la latitude des pays. Ainsi, d'une manière générale, pour les pays situés au nord de l'Équateur, (Sénégal, Soudan, Tonkin, etc...), on doit attendre la fin de l'hivernage, c'est-à-dire le mois d'octobre. A partir de cette époque, les chaleurs deviennent moins accablantes, et les grandes pluies cessent.

Le Dahomey est une exception et la saison des hautes eaux, à partir du 15 juillet, paraît être l'époque la plus favorable à l'action militaire, mais il faut que tout soit terminé pour la fin d'octobre. La baisse des eaux, survenant tout-à-coup vers le 15 du mois, laisse à découvert des terrains détrempés, où la chaleur amène bientôt les décompositions végétales.

Alors arrivent les pluies irrégulières du petit hivernage avec la recrudescence des fièvres qui les accompagnent (B. Giraud).

Dans les colonies situées au sud de l'Équateur, l'époque la plus favorable pour les expéditions est également après l'hivernage, c'est-à-dire de mai en octobre. C'est ce que nous avons fait pour Madagascar.

L'expédition anglaise contre les Ashantis (1874) montre l'importance du choix de l'époque.

Instruit par les insuccès de 1822, 1824 et 1863, dûs à l'ignorance de la climatologie et au mépris des prescriptions de l'hygiène, lord Wolseley insista pour que l'expédition fût faite pendant les mois de janvier et de février.

Les troupes, parties d'Angleterre le 4 décembre 1873, arrivaient à la Côte-d'Or le 3 janvier 1874, et se rembarquaient le 23 février pour l'Angleterre.

L'époque des opérations militaires étant fixée, il convient de se mettre immédiatement à l'œuvre pour les préparatifs en France de cette expédition, et d'envoyer sur les lieux où se passeront les événements, avec du matériel et des baraques, des officiers du Génie, des administrateurs, et des médecins chargés des constructions, des installations, des approvisionnements, et de préparer l'état sanitaire.

Pour le choix des troupes, on aura recours le plus possible à des régiments indigènes ou originaires d'un pays voisin de celui où l'on opère, et on ne prendra parmi les Européens que des soldats âgés d'au moins 22 ans, en ayant soin de leur passer une visite sanitaire très minutieuse et d'éliminer tous les malingres ou maladifs. Cette visite évitera l'encombrement des colonnes qui ne peut que nuire à leur marche.

Avant le départ, on préviendra les hommes des dangers climatologiques qu'ils auront à redouter, et on leur indiquera les précautions à prendre pour s'en préserver. Des consignes sérieuses feront ressortir l'importance de ces conseils.

Une instruction médicale sur la climatologie du lieu, sur le choix des eaux, sur les pansements individuels, sur les mesures à prendre pour le service des étapes et des évacuations devra être remise à chaque officier, et même à chaque médecin.

Aussitôt que tout sera prêt pour recevoir le corps expéditionnaire, celui-ci partira de France et débarquera des transports, de manière à pouvoir commencer les opérations militaires dès le lendemain de l'arrivée des troupes.

Les hommes seront allégés de tout fardeau, et ne porteront que leur bidon rempli d'une infusion légère de café, leur fusil et leurs munitions. Leur sac et les accessoires seront portés par des coolies indigènes.

Leurs vêtements seront amples, composés de deux parties : l'une superficielle en toile pour le jour, en laine plus ou moins épaisse pour la nuit ; l'autre sous-jacente en flanelle ou en coton. Les chaussures seront en cuir ou en toile brune avec guêtres suivant que la terre sera humide ou sèche. Le casque sera muni d'un voile qui couvrira la nuque et les tempes.

Des approvisionnements, des troupeaux et une ambulance accompagneront le convoi. On devra donner le plus possible d'aliments frais aux hommes ; les conserves et les biscuits ne seront employés que comme complément de la ration, et, à défaut de ressources fraîches impossibles à se procurer dans les pays que l'on traversera.

Le choix des eaux sera l'objet d'une attention toute spéciale. Le chef de détachement qui connaîtra les caractères organoleptiques d'une eau potable, et qui aura du chlorure d'or à sa disposition, pourra presque à coup sûr dire à ses soldats si une eau est bonne ou mauvaise à boire.

Lorsque l'eau sera douteuse ou contiendra des impuretés, on se servira des filtres portatifs ou de l'alunage à raison de 15 centigrammes d'alun par litre, ou de permanganate de potasse à raison de 5 centigrammes par litre d'eau, ou mieux on la fera bouillir.

Dans les centres d'opérations, on devrait posséder des appareils distillatoires puissants, tels qu'en ont les Anglais. Lors de leur expédition de Souakim, deux machines distillatoires fournissaient chaque jour 300 tonneaux d'eau distillée.

Chaque homme recevra quotidiennement 43 centilitres de vin, et au déjeûner de 10 heures, 3 centilitres de tafia.

Le café sera distribué chaque matin avant le départ du camp, et le bidon du soldat sera rempli d'une infusion légère de thé ou de café.

Les marches se feront de 5 heures du matin à 9 heures, et de 4 heures de l'après-midi à 7 heures. Les étapes devront être d'environ 15 kilomètres et ne pas dépasser 20 kilomètres.

Dans les pays marécageux, les marches seront réduites au minimum, et chaque homme recevra de 15 à 20 centigrammes de sulfate ou de bromhydrate de quinine à prendre dans le café du matin, ou sous forme de vin quininé. Le choix du campement est extrêmement important. Si les troupes sont cantonnées, elles seront réparties dans les habitations qui paraîtront les meilleures, dans les quartiers les moins populeux. Si elles entrent dans un village conquis, et si elles doivent y rester pendant un certain temps, le mieux sera d'imiter la conduite du colonel Gallieni, de tout abattre pour ne laisser debout que les maisons à peu près propres et d'une certaine surface.

Si on doit choisir l'établissement d'un camp, on recherchera d'abord un bon sol, sablonneux ou calcaire de préférence. Le terrain choisi sera élevé, surtout ombragé si c'est pour la journée, et aura une certaine déclivité. On observera la brise régnante, et on se placera au vent des marais.

Les indigènes déblaieront le sol et prépareront les matériaux nécessaires à la construction des gourbis.

Si l'on n'a ni le temps ni les moyens de les installer, les hommes se contenteront de la tente qu'ils recouvriront de paille, de feuilles ou branchages, et qu'ils feront arroser de temps en temps pour abaisser la température intérieure.

Les tentes seront suffisamment espacées, et ne contiendront que la moitié du nombre d'hommes qu'elles doivent contenir dans les expéditions ou manœuvres européennes.

Chaque homme se revêtira le soir de la tenue de nuit et couchera sur des lits de camp improvisés placés à 0 ^m, 50 au-dessus du sol. Ce seront des lits de bambou matelassés d'une couche de paille comme au Tonkin, ou des taras comme au Dahomey, etc... Les cuisines, les chevaux, les feuillées seront établis sous le vent du camp.

Si on campe plusieurs jours dans le même endroit, chaque soir les matières fécales de la tranchée seront recouvertes de terre, et, dès que la fosse sera presque pleine, on la comblera en la recouvrant de désinfectants et en la marquant d'un signe spécial.

« Une remarque importante et qui n'est généralement pas observée : Les colonnes qui se succèderont à peu d'intervalle éviteront de camper dans les mêmes emplacements, comme c'est l'usage, afin d'échapper au danger que présentent, par leur décomposition rapide, les matières et les détritus laissés par le campement précédent » (Dr Plouzané).

Je terminerai en reproduisant les moyens prophylactiques indiqués par le docteur Clavel pour éviter la fièvre dans les pays à malaria :

1° Restreindre les reconnaissances le plus possible ;

2° Ne jamais employer les Européens aux travaux de terrassement ;

3° Améliorer l'ordinaire des troupes européennes et leur donner de la bonne eau potable ;

4° Réduire les exercices au minimum pendant les fortes chaleurs ;

5° Améliorer les logements et le confort des troupes ;

6° Mettre dans les postes malsains des détachements de troupes indigènes ;

7° Assainir progressivement le pays par des drainages et des cultures.

Le soldat européen trouvant le bien-être dans les postes, recevant une bonne nourriture, se sentant entouré de la sollicitude bienveillante de ses chefs dans tous les actes de sa vie militaire, puisera, dans ce confortable et dans ces soins, la satisfaction morale qui le soutiendra, et qui, le jour du combat, augmentera son énergie et son dévouement.

DEUXIÈME PARTIE

Principales affections coloniales, médicales, chirurgicales. Blessures de guerre.

———

Premiers soins a donner par un chef de détachement a un soldat fiévreux ou blessé, en attendant l'évacuation possible du malade sur une ambulance, ou l'arrivée d'un médecin.

Considérations générales.

Dans les colonies, un chef de détachement, isolé dans la brousse, éloigné de toute assistance médicale, est souvent appelé à donner les *premiers soins* à des soldats malades.

Ces *premiers soins* sont d'autant plus importants qu'ils peuvent guérir le malade, ou avoir sur l'évolution ultérieure de la maladie une influence considérable.

Mon but est de donner aux chefs de détache

ments quelques indications thérapeutiques pour qu'ils puissent secourir utilement un homme indisposé.

Avant d'entrer complètement dans le sujet il me paraît bon de donner quelques notions sur la manière de procéder à l'examen d'un malade.

L'examen d'un malade qui se dit souffrant, n'est pas toujours chose facile, même pour un médecin, et *à fortiori* pour quelqu'un qui n'en a pas l'habitude.

Cet examen consiste en :

1° L'Inspection du malade ;

2° L'Interrogatoire du malade ;

3° L'Examen proprement dit.

Inspection du malade. — Un coup d'œil jeté sur le malade permet de constater de suite : la coloration de la peau, ses taches, et le gonflement ou la diminution de certaines parties du corps.

La peau est jaune dans l'ictère simple et certaines fièvres le plus souvent graves.

Elle est rouge et couverte d'éruptions, avec une fièvre intense, dans la variole, la rougeole, la scarlatine.

Elle est bleuâtre dans le choléra.

Interrogatoire du malade. — L'interrogatoire est essentiel, et peut mettre rapidement sur la voie du diagnostic. Il doit être très méthodique et pour éviter que le malade parle à tort et à travers, il faut lui ordonner de répondre simplement et brièvement aux questions qu'on lui pose.

Cet interrogatoire portera sur les quatre questions suivantes :

1° *Où avez vous mal ?*

Le malade met le doigt sur la partie douloureuse. S'il indique un point au niveau de la poitrine, on doit penser à une bronchite, une pneumonie, une pleurésie, une affection quelconque de la poitrine.

S'il montre la gorge, c'est une angine ou une amygdalite.

S'il montre l'estomac, le ventre, c'est une gastralgie, une gastrite, une entérite.

2° *Depuis combien de temps souffrez-vous ?*

La réponse du malade fait connaître si on est en présence d'une affection aiguë ou d'une maladie chronique.

3° *Comment votre mal a-t-il débuté ?*

Le malade peut répondre que c'est par un frisson prolongé suivi de chaleur et de sueur (fièvre intermittente) par un frisson unique avec un point de côté (pneumonie) par plusieurs frissons répétés à une demi-heure, une heure d'intervalle, avec un point de côté (pleurésie) ; par des maux de tête, des vomissements, des maux de reins, de la fièvre (variole), par une courbature générale, diarrhée, fièvre, saignements de nez (embarras gastrique fébrile, état muqueux, état typhoïde).

4° *A quelle cause attribuez-vous votre mal ?*

C'est à un refroidissement pendant une faction, une corvée sous la pluie (pneumonie, pleurésie, rhumatisme), à un exercice sous le soleil, à une indigestion.

Examen proprement dit. — L'interrogatoire

étant fini, si les réponses ne satisfont pas, on fait déshabiller complétement le malade, et on examine non seulement la surface du corps, mais encore la bouche, les narines, les oreilles, l'anus, les parties génitales, le ventre.

Si, au contraire, les renseignements fournis par l'interrogatoire suffisent, on se borne alors à examiner, d'une manière spéciale, la partie douloureuse signalée.

Ensuite on examine les excrétions, les déjections.

Les crachats verts jaunes indiquent une bronchite, s'ils sont muco-purulents, une bronchite chronique, s'ils sont striés, c'est-à-dire entremêlés de sang, une pneumonie ou une phthisie.

Les vomissements abondants, de couleur verte, font penser à la péritonite, s'ils sont jaunes, à un embarras gastrique fébrile, à un accès bilieux ; s'ils contiennent des aliments, généralement à une indigestion.

Les selles liquides contenant des matières incomplétement digérées, indiquent une entérite.

Les selles glaireuses et sanglantes appartiennent à la dysenterie, ou à la rectite.

Les selles liquides avec de petits amas semblables à des grains de riz sont le signe du choléra.

Enfin, il reste à examiner la respiration, le pouls et la température.

Respiration. — Un adulte fait en moyenne dix-huit respirations par minute ; toute augmentation de ce nombre de respirations indique un état pathologique, et si à cette augmentation se joint une gêne respiratoire, il est bien probable que le malade est atteint d'un trouble du côté des organes respiratoires.

Pouls. — Chez l'homme bien portant, le pouls bat de 60 à 70 pulsations à la minute.

Ce nombre de pulsations peut augmenter ou diminuer sous une foule d'influences. Il diminue pendant le repos, le sommeil, la diète ; il augmente sous l'influence de l'émotion, du mouvement, mais dans ces cas, les écarts de la normale sont assez minimes.

Dans les états pathologiques, les écarts peuvent être très grands. La fréquence du pouls existe dans toutes les maladies fébriles, et peut atteindre 130,150 pulsations.

Le pouls est au contraire diminué dans un grand nombre d'affections cérébrales, parfois dans certaines maladies organiques du cœur.

Le pouls s'explore immédiatement au-dessus du poignet, du côté du pouce, en appliquant assez fortement sur le trajet de l'artère radiale, l'index et le médius recourbés en crochet.

Le pouls peut être compté sur toutes les artères reposant sur un plan suffisamment résistant, ainsi la temporale.

Température. — La température normale chez l'homme varie entre 37° et 37°5. Elle se prend à l'aide d'un thermomètre spécial que l'on place pendant un quart d'heure dans le creux de l'aisselle, en recommandant au malade de bien rapprocher le bras du corps et de placer la main du même côté sur l'épaule du côté opposé.

On doit éviter de déranger et de tourner le thermomètre pour lire la température, il ne faut pas toucher avec des mains froides la partie en verre.

De 37°5 à 38° mouvements fébriles.

De 38° à 39° fièvre.

De 39° à 39°5 fièvre forte.

Au dessus de 39°5 fièvre très forte.

Il est très rare de rencontrer des températures supérieures à 42°. Dans certaines maladies la température du corps est abaissée et descend jusqu'à 35°. On l'a même vue au-dessous de 33° dans le choléra.

CHAPITRE I

Sangsues. — Les sangsues s'appliquent une à une ou en masse.

Dans le premier cas on applique la sangsue directement avec la main et on la maintient en place avec une compresse, sans la comprimer, seulement en l'enveloppant.

Dans le second cas on met les sangsues dans un verre, dans une compresse ou dans un cornet de diachylum, et on renverse le tout sur la peau, en le maintenant en place pendant quelque temps.

Quel que soit le moyen employé, certains soins préliminaires sont indispensables. On doit bien laver la partie et au besoin la raser. Si les sangsues ne veulent pas prendre, on peut laver la partie avec de l'eau sucrée ou du lait.

Les sangsues doivent toujours tomber d'elles-mêmes, et il ne faut jamais tirer sur elles pour les

7*

détacher, de crainte de laisser leur bouche et leurs dents dans la plaie qui pourrait s'envenimer.

Si on veut les enlever pour un motif quelconque, on jette tout simplement un peu de sel ou une pincée de tabac auprès d'elles.

Ventouses. — La ventouse peut être en verre ou en caoutchouc, un verre ordinaire peut remplacer la ventouse. Si c'est un verre dont on se sert, pour l'appliquer on plonge dedans un morceau de ouate ou de papier tout enflammé et on le renverse rapidement sur la peau, en pressant afin que l'ouverture du goulot ne laisse pas pénétrer l'air.

La peau devient rouge et est attirée dans l'intérieur du verre, que l'on laisse en place de 5 à 10 minutes.

Pour l'enlever on pèse légèrement sur la peau, près du bord du verre, de manière à laisser pénétrer l'air dans son intérieur et la ventouse tombe d'elle-même.

La ventouse est dite sèche si on ne la fait pas saigner; scarifiée si on lui fait donner du sang.

Les scarifications consistent en de petites incisions peu profondes pratiquées à la peau avec une lancette ou un bistouri. Ces scarifications sont faites sur la peau rougie, immédiatement après l'application de la ventouse sèche, et elles sont suivies d'une deuxième application de ventouse dans les mêmes conditions que la première.

Quand on juge que le sang a suffisamment coulé,

on enlève la ventouse, et on lave bien les plaies avec une solution boriquée.

Sinapisme. — Avant d'appliquer le papier Rigollot, il faut le tremper dans l'eau froide, et non pas dans l'eau chaude qui enlève au sinapisme sa propriété.

Le sinapisme doit rester appliqué de dix minutes à un quart d'heure, on lave ensuite la partie avec de l'eau tiède, ou on met un peu de poudre d'amidon.

A défaut de papier Rigollot on fait un cataplasme avec de la farine de moutarde délayée dans de l'eau froide.

Vésicatoire. — Trois moyens pour produire un vésicatoire ; *l'ammoniaque, la chaleur, l'emplâtre vésicant.*

Avec *l'ammoniaque* on découpe une rondelle d'amadou grande comme une pièce de 1 fr., ou 2 fr., ou 5 fr. et on trempe cette rondelle dans l'ammoniaque. Ce liquide brûle avec une grande énergie, il faut donc garantir les parties voisines avec une plaque de diachylum percée d'un trou grand comme le vésicatoire. Quelques minutes d'application suffisent pour amener une cloche.

Avec la *chaleur,* c'est l'eau bouillante. Comme dans le cas précédent on emploie une rondelle d'amadou.

Avec l'*emplâtre vésicant,* c'est le vésicatoire fixé sur une toile qui se vend en rouleau comme le diachylum.

Le vésicatoire doit rester appliqué au moins 12 heures.

Quand on applique un vésicatoire, pour l'empêcher de bouger, il faut avoir soin de le maintenir avec quatre bandelettes de diachylum qui dépassent de 4 ou 5 centimètres les bords de l'emplâtre et de le recouvrir d'un mouchoir ou d'une serviette pliée en 6 ou 8 pour recueillir l'eau qui pourra s'échapper des cloches. Quand on enlève le vésicatoire, on perce la cloche ou phlyctène avec des ciseaux, en ayant bien soin de ne pas enlever l'épiderme soulevé.

On panse la plaie avec un linge vaseliné, recouvert d'un mouchoir pour recevoir l'eau qui pourra encore couler.

Certaines personnes après l'application d'un vésicatoire éprouvent une vive douleur en urinant. On leur fera boire du lait et prendre 2 grammes de bicarbonate de soude dans chaque litre de lait.

CHAPITRE II

DE LA FIÈVRE

La fièvre est le plus souvent un ensemble de symptômes qui viennent compliquer une maladie ; en d'autres termes, quand il y a fièvre, il y a généralement un organe malade ; ainsi dans la pleurésie, la pneumonie, l'hépatite, il y a fièvre, mais la maladie dominante que l'on doit traiter est celle du poumon, de la plèvre, du foie.

Toutefois, la fièvre proprement dite existe, elle revêt même plusieurs formes et elle est caractérisée par l'élévation de la température et par l'accélération du pouls.

La fièvre sans lésion d'organe, est due a un trouble apporté dans l'organisme, dans le sang par un miasme, un poison organique, un microbe absorbé. Telles sont la fièvre intermittente, les fièvres typhiques, les fièvres éruptives.

La fièvre peut se présenter sous tellement d'aspects, que pour sa simplicité je la résumerai en trois exemples :

1° Un soldat est pris brusquement d'un accès de fièvre, le pouls est très rapide, la température très élevée. A quelle affection penser? A un accès intermittent, à un coup de soleil, ou à un coup de chaleur.

2° Un soldat souffre depuis 2 ou 3 jours de courbature, de maux de tête, de maux de reins, la langue est sale, le pouls rapide, la température élevée.

Si la fièvre disparaît au bout de 2 jours, c'est une simple fièvre éphémère.

Si elle dure 5 ou 6 jours, c'est un embarras gastrique fébrile.

Si elle persiste pendant 9 ou 10 jours, c'est un état muqueux. Enfin, si dès le 4° ou 5° jour on voit les symptômes s'aggraver, la langue se recouvrir d'une couche d'abord blanche, puis brune avec des bords rouges, rôtis, la diarrhée persister, les saignements de nez apparaître, c'est un état typhique.

3° Un soldat est malade depuis quelques jours, il a une forte fièvre, son facies est spécial, gonflé, rouge parfois. Si son état se complique d'une forte angine avec une température de 40°, c'est la scarlatine.

Si les yeux sont larmoyants, le nez enchiffrené, le visage rouge, vultueux, c'est la rougeole.

S'il se plaint de violents maux de reins, avec des vomissements, c'est la variole.

Nécessairement dans ces exemples il n'y a rien d'absolu, ce n'est pas assurément une classification des fièvres, c'est une simplification résumée à l'usage des chefs de poste, qui leur permettra, je l'espère, de se débrouiller au milieu des fièvres multiples qu'ils pourront rencontrer.

Traitement. — Quelle que soit la fièvre, du moment où elle est constatée, il faut commencer par un purgatif de 35 à 40 grammes de sulfate de soude, ou un vomitif de 1 gramme de poudre d'ipéca, pris en deux fois à dix minutes d'intervalle dans 1/2 verre d'eau. Puis dans l'après-midi ou dans la soirée donner de 60 à 80 centigrammes de sulfate de quinine. Pendant toute la journée le malade sera soumis à un régime léger consistant en lait, bouillon, œufs à la coque.

Le lendemain matin le malade prendra encore une dose de 0,50 à 0,60 de sulfate de quinine proportionnée à son état fébrile.

Tel est en général le début du traitement dans le cas de fièvre, mais chaque forme de fièvre paludéenne comporte certaines particularités pour l'administration du sulfate de quinine, qu'on a le tort de prendre à tort et à travers.

Paludisme. Le paludisme est dû à un miasme émané de la terre qui se développe surtout dans un sol chaud et humide, c'est-à-dire dans les marais.

Il peut se présenter sous 4 formes principales : la forme intermittente, la forme rémittente, la forme pernicieuse et la forme larvée.

Forme intermittente. — Elle est caractérisée par des accès avec des intervalles plus ou moins longs sans fièvre, et offre plusieurs types :

1° Le type quotidien, un accès tous les jours ;

2° Le type tierce, un accès tous les 2 jours ;

3° Le type quarte, un accès tous les 3 jours ;

4° Le type double tierce, un accès chaque jour, celui du 2ᵉ ressemblant à celui du 4ᵉ ;

5° Le type tierce doublé, 2 accès le jour de la fièvre, un jour sans fièvre ;

6° Le type double quarte, le 1ᵉʳ jour accès, le 2ᵉ jour accès, le 3ᵉ jour pas de fièvre, le 4ᵉ jour accès semblable à celui du 1ᵉʳ, le 5ᵉ jour accès semblable à celui du 2ᵉ ;

7° Le type quarte doublé, 2 accès le jour de la fièvre, et 2 jours sans fièvre ;

8° Le type quintane un accès tous les 4 jours ;

9° Le type septane un accès tous les 6 jours.

Suivent plusieurs autres types à accès de plus en plus éloignés.

Les types les plus fréquents sont le quotidien et le tierce puis le quarte et ensuite le double tierce, le double quarte, le septane. Les autres sont très rares.

Dans la fièvre intermittente, on observe généralement les trois stades classiques suivant :

1° *Le frisson* marqué par un refroidissement général avec tremblement, petitesse et fréquence du pouls, pâleur générale, température entre 38°5 et 39°5.

2° *La chaleur*, accompagnée souvent de rougeur de la peau. C'est dans cette période que se montre l'agitation, le délire. La température peut atteindre 40° et même davantage.

3° *La sueur*, plus ou moins abondante, c'est alors que la descente du thermomètre commence, que le malade rentre dans le calme, et avec la cessation de la sueur disparaît la fièvre.

Dans certains cas, un de ces trois temps peut manquer, quelques fois la chaleur paraît avant le froid.

Forme rémittente. — Elle est caractérisée par une fièvre qui présente des rémissions, sans toutefois cesser complètement, quelquefois même la fièvre est presque continue avec des rémissions à peine marquées, et, dans ce cas, la fièvre est dite subcontinue ou continue.

Les formes peuvent être simples et légères, mais le plus souvent elles sont compliquées et graves.

C'est dans ces formes que doit rentrer le groupe des fièvres bilieuses qui se trouvent principalement à Madagascar et sur la côte occidentale d'Afrique, et qui sont presque toujours précédées de un ou plusieurs accès de fièvre paludéenne simple.

Ces bilieuses sont caractérisées par de l'ictère, c'est-à-dire une coloration jaune de la peau, et on observe en même temps des vomissements bilieux, composés d'un liquide jaune vert, des selles de même couleur que les vomissements. Les urines sont aussi bilieuses.

Dans la bilieuse hématurique, les urines ressemblent au vin de Madère, elles contiennent de l'albumine, de la bile et du sang.

Dans la bilieuse mélanurique, les urines sont plus foncées et ressemblent au vin de Malaga, elles ne contiennent pas de sang.

Forme pernicieuse. — C'est la forme très grave qui se présente sous plusieurs types :

1° *Type comateux.* — Le malade, sans connaissance, est dans une prostration complète, dans le coma ;

2° *Type ataxique.* — Le malade a une grande agitation, du délire furieux, des convulsions.

3° *Type algide.* — Le malade a les parties extérieures du corps, surtout les extrémités, très froides, et a des sueurs visqueuses qui persistent longtemps malgré le degré élevé de la température ;

4° *Type syncopal.* — Le malade ressent une douleur atroce au cœur, il tombe dans un état de défaillance ou d'angoisse pénible à voir.

Nous devons encore citer les types dysentériques, cholériformes, pneumoniques, caractérisés par une complication aggravante du côté de *l'intestin, des poumons.*

Formes larvées. — Certaines personnes au lieu d'avoir de vrais accès de fièvre, ont des malaises qui reviennent à des intervalles périodiques, tous les deux ou trois jours, toutes les semaines.

Ce sont tantôt des migraines, des névralgies faciale, intercostale, sciatique, tantôt des gastralgies, des vomissements, ou des saignements de nez.

Toutes ces affections doivent être traitées par le sulfate de quinine, ce sont de véritables accès de fièvre dits fièvres larvées.

A ces formes se rattache la cachexie palustre, qui se montre chez les hommes fiévreux depuis longtemps, caractérisée par un amaigrissement considérable du malade, une coloration jaune sale de son teint et les troubles d'une anémie profonde : pâleur des muqueuses, dyspepsie, dépression générale, suffusions séreuses consistant en œdème palpébral ou périmalléolaire, ascite, anasarque... etc. Le foie et la rate sont presque toujours engorgés.

TRAITEMENT. — Le traitement curatif de la fièvre paludéenne, quelle qu'en soit la forme, réside dans l'administration sage et méthodique des sels de quinine.

Tout d'abord pendant la période du froid, il conviendra de couvrir le malade, de l'entourer avec des bouteilles d'eau chaude, enveloppées d'un linge, de lui faire prendre une infusion chaude de thé, de tilleul ou un grog chaud.

Pendant la période de la chaleur, il faudra surtout veiller à ce que le malade ne se débarrasse pas de ses couvertures. Si son visage est très rouge, s'il se plaint de la tête, s'il a du délire, on lui mettra des compresses d'eau froide sur la tête, des sinapismes aux jambes et aux bras, que l'on laissera appliquer pendant 10 à 15 minutes.

Pendant la période de sueur, mêmes précautions pour empêcher le malade de se découvrir.

Alors la fièvre tombe, le moment est venu de donner le sel de quinine, qui sera le sulfate ou le bromhydrate de quinine. Ce dernier devra être préféré au sulfate quoique celui-ci soit plus souvent prescrit que l'autre. Les doses sont les mêmes.

Dans le type intermittent quotidien on doit faire prendre deux doses par jour de sulfate de quinine, l'une 4 à 6 heures avant le retour présumé de l'accès, l'autre immédiatement après l'accès, jusqu'à la cessation de la fièvre. Chaque dose sera de 0,60 à 0,70 centigrammes.

Lorsque la fièvre est tombée, on n'administre plus qu'une seule dose de sulfate de quinine en commençant par 0,60 centigrammes et en diminuant la prise quotidienne de 0,10 centigrammes jusqu'à la dernière dose qui sera de 0,30 centigrammes.

Dans le type tierce, on ordonnera une dose de 0,60 centigrammes à la fin de l'accès ; une nouvelle, le jour de l'intermission et une le lendemain, quatre heures avant le retour présumé de l'accès. Si celui-ci reparaît, reprendre la quinine dans les mêmes conditions et continuer ainsi jusqu'à ce que la fièvre ait disparu. Alors diminuer chaque jour la prise de 0,10 centigrammes, jusqu'à la dernière dose qui sera de 0,30 centigrammes.

Dans le type quarte, sulfate de quinine tous les jours dans les mêmes conditions que précédemment, en observant que, d'une manière générale, *les jours d'intermission, c'est-à-dire les jours sans fièvre*, sont les jours de la plus forte administration du sulfate de quinine.

Dans les types éloignés, on donnera la quinine à la fin de l'accès et le lendemain, pour ne la reprendre que 2 ou 3 jours avant le retour présumé de l'accès.

Dans les cas précédents, les sels de quinine sont administrés pendant l'absence de la fièvre, mais dans les accès pernicieux il faut agir vite et à haute dose, et on ne doit pas hésiter à donner de la quinine en pleine fièvre.

Dans les cas pernicieux, en effet, le sulfate de quinine est donné à 2,3 et même 4 grammes par jour.

Examinons maintenant les 3 voies : buccale, rectale et dermique par lesquelles on peut faire prendre la quinine.

1° **Voie buccale.** — Les sels de quinine sont donnés en cachets ou dans un pain azyme, ou papier à cigarette ou en potion. Il faut savoir que le sulfate de quinine est insoluble dans l'eau et que pour le faire dissoudre on doit ajouter à l'eau une petite pincée d'acide tartrique ou 2 ou 3 gouttes d'acide sulfurique ; tandis que le bromhydrate de quinine est soluble dans l'eau additionnée d'un peu d'alcool que l'on a toujours à sa disposition.

2° **Voie rectale.** — C'est le lavement. On fera d'abord prendre un lavement émollient d'un litre pour vider le rectum, puis on donnera le lavement médicamenteux obtenu en faisant dissoudre la quinine dans un grand verre d'eau. Ce deuxième lavement devant être conservé, il sera bon de tamponner l'anus avec une compresse remplie de boulettes de charpie, ou avec une compresse dont une extrémité est roulée en queue de rat.

3° **Voie dermique.** — C'est par le vésicatoire ou l'injection hypodermique.

Vésicatoire. — On applique sur le creux de l'estomac un emplâtre vésicant de la grandeur d'une pièce de cinq francs en argent ou mieux un morceau d'amadou trempé dans l'ammoniaque, car, par ce dernier procédé, la cloche se forme tout de suite. On ouvre la phlyctène, on évacue l'eau, et sur le derme à nu on met le sel de quinine.

Injections hypodermiques. — C'est le meilleur moyen dans les cas pernicieux où il faut agir rapidement. Ces injections se font avec la seringue de Pravaz, dont la capacité est un gramme de solution. Elles ont l'inconvénient d'être irritantes et de produire souvent des abcès et des escarres, si elles ne sont pas faites avec les plus grandes précautions antiseptiques.

On aura donc soin de commencer par désinfecter la seringue et les aiguilles avec de l'eau bouillante ou de la solution phéniquée forte. L'opérateur se lavera les mains et surtout les ongles avec le plus grand soin, puis il les passera dans une solution phéniquée forte ou dans du Van-Swieten. Ensuite il lavera la partie choisie pour être piquée avec de l'eau alcoolisée, puis du Van-Swieten.

Ces précautions étant prises, il fera de la main gauche un pli à la peau et de la main droite il enfoncera l'aiguille jusqu'à la garde, à la base du pli et parallèlement à son bord externe.

Pour être certain de faire l'injection dans le tissu cellulaire sous-cutané, ni trop superficiellement ni trop profondément, il mobilisera l'aiguille dans tous les sens, et ainsi s'assurera de sa liberté. Il poussera alors l'injection, et après avoir retiré l'aiguille, il mettra le doigt sur la piqûre et étalera le liquide injecté.

Les points d'élection pour la piqûre sont ceux dans lesquels le tissu cellulaire est abondant et où les vaisseaux et les nerfs sont peu nombreux, tels que : la région fessière supéro-externe, la paroi abdominale inférieure, le voisinage de l'épine de l'omoplate, la cuisse.

Les solutions à employer sont :

Sulfate de quinine	1 gramme
Acide tartrique.	0 gr. 50
Eau distillée.	10 grammes

ou mieux :

Bromhydrate de quinine	1 gramme
Alcool	1 gr. 50
Eau distillée.	7 gr. 50

Nota. — Faire attention que les sels de quinine pris par la voie dermique ont une action 4 fois plus forte que les mêmes pris par la bouche. Donc 0 gr. 25 de sulfate de quinine pris dans une injection équivaut à 1 gramme pris par la bouche.

A ce traitement par les sels de quinine devront se joindre dans les cas pernicieux : des compresses froides sur la tête, des sinapismes aux membres pour combattre les convulsions, le délire, le coma et des lavements avec une poignée de sulfate de soude ou de gros sel de cuisine.

Pour combattre l'algidité, on fera des frictions énergiques avec de l'eau-de-vie, on entourera le malade de bouteilles d'eau chaude.

Pour combattre la syncope, l'étouffement, on appliquera des sinapismes, des ventouses sur la région précordiale.

Dans le traitement de la fièvre on ne négligera pas les préparations au quinquina sous forme de vin, ou d'extrait (2 grammes environ par jour) ou de poudre (10 à 12 grammes) à prendre en 5 fois en 24 heures.

L'arsenic sera aussi très utile chez les vieux fébricitants, on le prescrira sous forme de liqueur de Boudin (3 à 4 grammes par jour) ou liqueur de Fowler (5 à 8 gouttes par jour) en 2 fois.

Prophylaxie. — Elle est générale et individuelle.

Prophylaxie générale. — Elle comprend toutes les mesures de l'hygiène appliquées dans les pays chauds pour se préserver de la fièvre. Il faut fuir le marécage, les lieux bas et humides, les forêts non défrichées. Si l'occupation de semblables régions est obligatoire, il faut assainir le sol par le drainage, les irrigations, la culture intensive et surtout l'inondation quand ce moyen est applicable.

Prophylaxie individuelle. — Elle consiste à éviter les fatigues et les excès de toute sorte et à surveiller le régime.

Dans les pays à marais, principalement quand les marches sont forcées, la médication quinique préventive est excellente, à la dose de 0 gr. 20 à 0 gr. 30 de sulfate ou de bromhydrate de quinine prise le matin dans du café ou dans du vin.

Pour l'expédition de Madagascar, on a préféré, à juste raison, le bromhydrate de quinine sous la forme de pastilles comprimées qu'on délivrait le matin aux hommes.

CHAPITRE III

ACCIDENTS PRODUITS PAR LE SOLEIL, PAR LA CHALEUR

Ils peuvent être légers ou graves.

Légers, ils consistent en un érythème cutané sur les membres, sur le tronc, pouvant aller jusqu'à la vésication, c'est une brûlure plus ou moins profonde, plus ou moins étendue, qui se traite par des lavages boriqués, par la poudre fine d'amidon, de bismuth, ou par le glycérolé d'amidon.

Plus graves, les accidents par le soleil et par la chaleur revêtent la forme de troubles généraux et prennent le nom d'insolation, de coup de chaleur.

Insolation. — Elle est due à l'action directe des rayons du soleil sur la tête.

Tout d'abord ce sont un mal de tête violent, des saignements de nez, et si le coup de soleil est très fort on peut observer les phénomènes de l'apoplexie cérébrale.

Traitement. — Il consiste à porter le malade à l'ombre, puis à le débarrasser de tout ce qui peut gêner la respiration, et à lui appliquer sur la tête des compresses fraîches.

Si les accidents ne se calment pas, on appliquera des sinapismes aux membres, on donnera un lavement avec une petite poignée de gros sel ou de sulfate de soude, et si cela ne suffit pas on mettra des sangsues derrière les oreilles, en posant d'abord une sangsue, que l'on remplacera par une autre, quand elle tombera, et ainsi de suite jusqu'à ce qu'on en ait appliqué 10 ou 12.

On prescrira la diète lactée pour 1 ou 2 jours et un purgatif pour le lendemain.

Coup de chaleur. — Il résulte de l'augmentation de température du corps, par suite de la grande chaleur, quand le temps est lourd, chaud, sans qu'il soit besoin de l'action des rayons du soleil, et la meilleure preuve en est que c'est surtout dans les machines des navires que l'on attrape le plus facilement des coups de chaleur.

Le mécanisme du coup de chaleur s'explique par l'action des températures élevées sur les fibres musculaires qui ne se contractent plus. Le cœur, qui n'est qu'un muscle, bat de plus en plus faiblement, la respiration est très gênée, très difficile, la face est pâle, la sueur est arrêtée, l'homme tombe privé de connaissance.

Dans une deuxième période, il y a de l'excitation, quelquefois des convulsions, ou bien encore une raideur générale. Les urines sont rares et chargées ; les forces vont en diminuant, la respiration s'embarrasse de plus en plus, une écume rosée vient à la bouche ; les oreilles, le nez, les mains, les pieds deviennent bleuâtres, la température atteint 41° et quelquefois 42 et 43.

Traitement. — On transporte le malade dans un endroit frais, à l'ombre d'un arbre, d'une maison, on l'évente énergiquement pendant qu'on le débarrasse de ses vêtements et aussitôt on commence, à l'aide d'une éponge trempée dans l'eau froide ou légèrement vinaigrée, à lui faire sur la tête, sur les membres, le long de l'épine dorsale, des lotions et même des affusions. Pendant ce temps on lui fait sentir de l'ammoniaque, de l'éther.

Si la respiration est de plus en plus gênée, on applique des sinapismes aux membres, des ventouses scarifiées sur la poitrine et on tâche de faire suer le malade en lui donnant à boire du café noir très chaud ou du thé punché.

En dernier lieu on aura recours à la respiration artificielle, aux injections cutanées d'éther, etc...

CHAPITRE IV

Névralgie. — On appelle névralgie une douleur très vive siégeant sur le trajet d'un nerf. Cette douleur est ou continue ou intermittente.

Les névralgies prennent le nom du nerf ou de la région qu'elles occupent. Elles s'appellent sciatique, intercostale, occipitale, faciale, lombaire, etc.

Traitement : 1° La chaleur ; de la ouate ou un bon cataplasme bien chaud appliqué sur la partie douloureuse.

2° Les baumes ou les liniments calmants ; onction avec le baume de Fioraventi, l'huile camphrée laudamisée, la pommade belladonée.

3° Le sinapisme ou le vésicatoire simple ou morphiné et l'injection sous-cutanée avec la seringue de Pravaz de 1 ou 2 centigrammes de chlorhydrate de morphine.

4° L'antipyrine à la dose de 1 à 2 grammes en 3 ou 4 fois à prendre dans la journée.

5° Le sulfate de quinine (0,50 à 1 gramme) 3 ou 4 heures avant le moment de la souffrance, si elle est intermittente et si on peut la prévoir.

Epilepsie. — Cette maladie nerveuse appelée aussi mal caduc ou haut mal comprend : 1° La chute ; 2° les convulsions ; 3° le coma. Un accès d'épilepsie est quelque chose d'effrayant. Le malade tombe en poussant un cri, là où il est, aussi bien dans l'eau que dans le feu, sa face est très pâle, il perd connaissance et il est complètement insensible.

Tout le corps est d'abord très raide, la tête renversée en arrière ; la respiration devient très pénible, bruyante ; le pouce est appliqué dans le creux de la main. A cet état de raideur succèdent les convulsions qui sont des **mouvements** désordonnés des membres, du tronc, de la face qui prend une expression de fureur ou d'angoisse, ou de souffrance.

Puis, les convulsions diminuent peu à peu, la respiration devient plus facile, mais elle est très forte, le malade ronfle, il a à la bouche une écume blanche, ou sanglante quand il s'est mordu la langue. Finalement, le malade tombe dans un sommeil plus ou moins profond et quand il se réveille il n'a aucun souvenir de ce qui s'est passé.

Traitement. — On peut dire qu'il n'existe aucun traitement curatif, en tous cas pour ceux qui ne sont pas médecins, rien à faire que d'empêcher le malade de se blesser en se heurtant contre un meuble, avoir soin de défaire ses vêtements pour qu'il respire facilement, et lui donner de l'éther à sentir.

Nota. *Contre la simulation épileptique.* — Des hommes pour échapper au service simulent l'épilepsie, on les reconnaîtra :

1° Parce qu'ils tombent sans se faire du mal en choisissant leur endroit ;

2° Leur sensibilité n'étant pas abolie, si on leur donne un coup assez fort sur le globe de l'œil, cette manœuvre douloureuse produit chez le simulateur un mouvement, peut-être un cri ;

3° Chez l'épileptique vrai, la pupille est très large et sans changement, tandis que chez le simulateur, la pupille est dilatée, si l'œil est fermé, et elle se contracte, si on ouvre l'œil.

Délirium tremens. — C'est une véritable folie qui se développe chez l'ivrogne.

Le délire peut être gai, mais le plus souvent il est furieux, il s'accompagne de tremblements des membres, les yeux sont hagards, la parole est embarrassée, le sommeil est troublé par des cauchemars quelquefois épouvantables.

Traitement : — Faire coucher le malade, s'assurer qu'il respire librement et si la respiration est gênée lui mettre des ventouses séches sur la poitrine.

S'il a froid, ce qui lui arrivera, s'il a bu beaucoup d'eau-de-vie, le réchauffer, le faire suer et lui donner à boire 15 gouttes d'ammoniaque dans un verre d'eau.

Syncope. — Vulgairement appelé évanouissement, c'est la perte passagère de la sensibilité, de l'intelligence, du mouvement, de la respiration et de la circulation. En un mot, c'est la mort apparente, la face est très pâle, le pouls semble avoir disparu et cependant le cœur n'a pas cessé complètement de battre. Il bat très faiblement, à des intervalles éloignés, c'est vrai, mais il bat.

TRAITEMENT. — Allonger le malade, en mettant sa tête un peu plus bas que ses pieds pour faire remonter le sang au cerveau et exciter les nerfs de la respiration.

Jeter de l'eau froide sur la figure et sur la poitrine.

Frictionner avec les mains la région du cœur, chatouiller le fond de la gorge et principalement la luette avec le doigt, un pinceau ou une plume d'oie.

Promener des sinapismes sur les membres, mettre des ventouses sur la région précordiale. Pratiquer la respiration artificielle.

CHAPITRE V

L'air que nous respirons entre un peu par la bouche, beaucoup par les narines, pour passer dans le larynx, la trachée, les bronches et arriver aux poumons.

Les affections de l'appareil respiratoire sont donc celles de la muqueuse nasale, du larynx, de la trachée, des bronches, des poumons, et de leurs enveloppes appelées plèvres.

Le larynx correspond à la pomme d'Adam il se continue par la trachée qui longe le devant du cou et pénètre dans la poitrine, pour se diviser, au niveau de la troisième vertèbre dorsale en deux conduits appelés bronches.

Coryza. — C'est le rhume de cerveau caractérisé par des picotements, des chatouillements dans le nez, avec une sensation d'embarras et de sécheresse dans les fosses nasales, bientôt suivie d'un écoulement d'abord aqueux, filant, puis épais, verdâtre ou jaunâtre.

Traitement. — Le mieux est au début du rhume de cerveau de fermer les narines avec des tampons de ouate trempés dans un corps gras, pour soustraire la muqueuse nasale au contact de l'air frais ou froid, puis de boire des boissons chaudes et de suer.

Les fumigations au-dessus d'un vase rempli d'une eau antiseptique chaude, les larges irrigations dans le nez avec une solution boriquée chaude à 4 %, sont aussi très bonnes.

Laryngites, Trachéites. — Ce sont les inflammations du larynx, de la trachée qui se traduisent par de l'irrigation, et même une douleur au niveau de ces organes, avec de la toux, des altérations de la voix, dans le cas de laryngite, qui devient grave, enrouée, parfois sourde.

Traitement. Empêcher le malade de fumer, de trop parler, lui prescrire de la chaleur, des boissons chaudes, et faire mettre des révulsifs sur la partie antérieure du cou ; soit des compresses trempées dans de l'eau chaude, soit des sinapismes, soit des cataplasmes de farine de graine de lin et de graine de moutarde mélangées.

Bronchites. — Les bronches, en pénétrant dans les poumons, se divisent en canaux, plus petits qui se subdivisent eux-mêmes en conduits de plus en plus petits jusqu'à ce que les derniers tuyaux bronchiques dits capillaires, n'aient même pas la grosseur d'un cheveu.

On peut se faire une idée assez exacte de l'appareil respiratoire en le comparant à un arbre renversé dont le tronc représente la trachée, les grosses, moyennes et petites branches représentent les bronches et les feuilles qui supportent les extrémités des petits rameaux sont les alvéoles pulmonaires.

La bronchite est l'inflammation de la muqueuse qui tapisse les bronches. Elle est simple, quand elle occupe les grosses et moyennes bronches, elle est dite capillaire quand elle atteint les petites bronches.

On comprend que si la bronchite capillaire est beaucoup plus grave que la bronchite simple, c'est parce que l'inflammation obstruant complètement le calibre déjà si fin des petites bronches, empêche l'air d'arriver jusqu'aux alvéoles pulmonaires.

Les signes de la bronchite aiguë simple sont : une douleur derrière le sternum, pas de fièvre, ou fièvre modérée, toux d'abord sèche puis grasse, crachats d'abord blancs puis verdâtres, jaunâtres.

Traitement. — La bronchite simple guérit seule, à la condition que le malade reste dans un endroit chaud. On lui donnera quatre fois dans la journée, une tasse de lait bien chaud dans laquelle on mettra une bonne cuillerée à bouche de rhum ou de cognac, six à huit gouttes d'alcoolature d'aconit, et une cuillerée à café de sirop d'opium. Si on n'a à sa disposition ni opium ni alcoolature d'aconit on les supprime.

Lorsque le rhume est mûr et que les crachats deviennent abondants, on met dans une potion de

120 grammes d'eau sucrée 15 centigrammes de kermès et 15 gouttes de laudanum à prendre par cuillerées à bouche dans la journée.

Les dérivatifs sur le devant de la poitrine consistent en un carré de diachylum, un papier Vlinsi, un thapsia. Il ne faut pas appliquer la teinture d'iode dès le début de la bronchite, il faut attendre que l'expectoratôn grasse commence.

La bronchite capillaire est l'inflammation des dernières petites bronches, et alors l'air arrivant difficilement aux alvéoles pulmonaires, il en résulte une grande gêne de la respiration, de la suffocation, le visage, les pieds et les mains sont bleus, l'individu est menacé d'asphyxie. Les crachats sont épais, visqueux difficiles à expectorer. La fièvre est très forte.

Traitement. — Tisanes chaudes, ventouses sèches ou scarifiées sur la poitrine, au besoin un vésicatoire ; sinapismes aux jambes, aux bras, et faire prendre un gramme de poudre d'ipéca dans un demi verre d'eau.

Pneumonie. — La masse du poumon est formée par la réunion de miliers d'alvéoles, serrées les unes contre les autres.

La pneumonie est l'inflammation d'un certain nombre de ces alvéoles pulmonaires. Un tiers, la moitié, quelquefois un poumon tout entier, parfois les deux poumons sont pris par l'inflammation.

Les symptômes sont : frisson unique et très prolongé, point de côté, respiration difficile, forte fièvre. Dans les crachats d'abord blancs, aérés, apparaissent des filets de sang, et finalement les crachats épais, collants sont de la couleur jus de pruneaux.

Un moyen qui contribue à poser le diagnostic consiste à appliquer les deux mains à la base du thorax et à faire compter le malade à partir de 41, 42......, on constate que les vibrations perçues sont augmentées du côté malade, tandis quelles sont au contraire très diminuées dans la pleurésie.

La congestion pulmonaire est la stase du sang dans les poumons, due à l'arrivée dans ces organes d'une trop grande quantité de sang, ou à une gêne quelconque de la circulation.

Cette congestion peut occuper une partie ou tout un poumon, voire même les deux poumons. Elle se traduit par une respiration plus ou moins gênée, par des crachats blancs, plus tard mêlés de filets de sang, souvent par des points de côté. Le pouls est très fort, il y a plus ou moins de fièvre.

Traitement. — Les premiers soins à donner dans la pneumonie et dans la congestion pulmonaire sont les mêmes.

Repos complet, application de quatre ou cinq ventouses sèches ou scarifiées sur la poitrine, ou entre les deux omoplates ou sur la partie malade. Sinapismes aux membres supérieurs et inférieurs ; bouillon, lait, tisanes chaudes.

Si la respiration est gênée, prescrire au malade un vomitif de 1 gramme 20 centigrammes de poudre d'ipéca, ou mieux une potion de 20 centigrammes d'émétique dans 120 grammes d'eau sucrée à prendre toutes les deux heures par cuillerées à bouche.

Dès le lendemain ou le surlendemain, si l'évacuation du malade n'a pas été possible, donner quatre ou cinq grogs chauds dans la journée et même davantage sans dépasser un quart de litre de rhum ou d'eau-de-vie.

Pleurésie. — C'est l'inflammation de la plèvre, c'est-à-dire de l'enveloppe des poumons se traduisant par plusieurs frissons, une douleur très vive dans le côté. Toux sèche. Diminution des vibrations thoraciques du côté malade. Gêne respiratoire d'autant plus forte que l'épanchement de la cavité pleurale est grand.

Traitement. — Repos complet, régime lacté, faire suer le malade en le couvrant beaucoup et en lui donnant des tisanes chaudes, ventouses et vésicatoires répétés sur le coté malade.

Maladies chroniques de l'appareil respiratoire. — Toutes les affections dont je viens de parler peuvent devenir chroniques ; en général un chef de détachement n'aura pas à les traiter parce qu'il ne doit pas avoir des soldats atteints d'affections chroniques, je ne m'en occupe donc pas.

CHAPITRE VI

L'appareil digestif se compose :

1° Du tube digestif qui comprend : la bouche, le pharynx, l'œsophage, l'estomac, l'intestin grêle et le gros intestin qui se termine par le rectum.

2° Ses annexes : les glandes salivaires, les amyg—dales, le foie, la rate et le pancréas.

Je ne parlerai pas des affections de tous ces or—ganes, j'examinerai les principales :

Embarras gastrique. — C'est l'inflammation catarrhale de la muqueuse de l'estomac, due le plus souvent à des changements brusques de température, à des écarts de régime.

Un peu de malaise, d'inappétence, langue sale, épigastre sensible, nausées, quelquefois des vomisse—ments, pas ou peu de fièvre, tels sont les symptômes de la forme légère.

A coté de cette forme en est une plus sérieuse, c'est

l'embarras gastrique fébrile caractérisé par les mêmes symptômes avec la fièvre à exaspération vespérale en plus.

Traitement. — Il consiste dans l'administration d'un vomitif 1 gramme 20 de poudre d'ipéca ou d'un purgatif 35 à 40 grammes de sulfate de soude. S'il y a fièvre, prescrire le premier jour 0,50 à 0,60 centigrammes de sulfate de quinine que l'on répète pendant les deux ou trois jours qui suivent, temps que dure généralement cette indisposition.

Il ne faudra pas oublier que l'embarras gastrique fébrile n'est souvent que le commencement d'un état muqueux ou d'un état typhique. Il y aura donc lieu de surveiller de près le malade.

Gastrite et dyspepsie. — La gastrite est l'inflammation des tuniques muqueuse et celluleuse de l'estomac, qui se développe surtout dans les cas d'empoisonnement, dans le cours d'affections graves et chez les aloooliques. Elle s'accompagne presque toujours de dyspepsie, et il est difficile de séparer ces deux maladies dont les premiers soins à donner sont du reste les mêmes.

Cependant il importe dans la dyspepsie de savoir si elle est alcaline ou acide et c'est par le tâtonnement qu'on y arrive en observant si les alcalins ou les acides administrés augmentent ou diminuent la gastrite.

Si la dyspepsie est alcaline on donne à la fin des deux principaux repas quatre à six gouttes d'acide chlorhydrique dans un peu d'eau sucrée. Si la dyspepsie est acide on prescrit de l'eau de Vichy ou du bicarbonate de soude à la dose de 4 grammes dans un litre d'eau à prendre en deux jours avant les repas.

Il y a aussi la dyspepsie atonique liée au mauvais fonctionnement de l'estomac. Dans ce cas il faut l'exciter, le faire travailler, et on arrive au résultat par l'administration de la poudre de noix vomique aux deux grands repas, à la dose de 0,^{gr}05 à 0,^{gr}10 centigrammes par jour.

Dans ces maladies le régime est très important, il faut donner à l'estomac des aliments facilement digestifs et peu à la fois. On peut commencer par du petit lait, du bouillon, des œufs, puis des viandes grillées, des viandes blanches, des purées, etc...

On combattra les productions gazeuses de l'estomac par l'emploi du charbon de Belloc (une cuillerée à bouche dans un verre d'eau) ou par les poudres absorbantes faites avec du bi-carbonate de soude, de la craie préparée, de la magnésie, du bismuth.

Les douleurs seront apaisées par une ou deux pilules de 0,^{gme}025 milligrammes d'extrait d'opium, ou 10 à 12 gouttes de laudanum.

Gastralgie. — C'est la névralgie de l'estomac, elle ne s'accompagne d'aucune lésion appréciable de ce viscère.

Elle est caractérisée par deux sortes de symptômes : les accès douloureux et les troubles digestifs.

Accès douloureux. — Ils peuvent débuter brusquement, mais ils sont le plus souvent annoncés par du pyrosis, de la salivation, des nausées, puis la douleur éclate, elle est brûlante, constrictive et a son maximum dans le creux épigastrique.

Toubles digestifs. — Ils peuvent complètement manquer, mais le plus souvent on observe de la dyspepsie, de l'inappétence, des nausées, quelques vomissements et du pyrosis.

Traitement. — Appliquer des linges très chauds sur l'épigastre, des sinapismes aux mollets, et faire boire dans la journée de six à huit cuillerées à bouche d'eau chloroformée que l'on préparera de la manière suivante. On met dans un litre d'eau deux cuillerées à bouche de chloroforme, on remue bien et on laisse la solution reposer pendant au moins un quart d'heure. Quand on donne l'eau chloroformée il faut avoir bien soin de ne pas remuer la bouteille pour que le chloroforme en excès reste bien au fond et ne soit pas donné au malade. En outre il faut avoir soin de remplir la bouteille avec de l'eau pure, après la prise de deux ou trois cuillerées de solution.

Si les douleurs résistent à ce traitement et se prolongent il y a lieu d'appliquer un vésicatoire morphiné aux creux épigastrique.

Coliques. — La colique est une douleur vive qui siège dans la cavité abdominale tantôt dans toute son étendue, tantôt dans certains points seulement.

Le plus souvent elle est le symptôme d'une affection de l'intestin, c'est la colique intestinale proprement dite, ou elle accompagne une affection du foie, c'est la colique hépatique, ou une affection des reins, c'est la colique néphrétique. Elle peut être causée par un empoisonnement, principalement par le plomb, c'est la colique de plomb ou des peintres.

Traitement. *Coliques intestinales.* — Tenir le ventre chaud, faire mettre une ceinture de flanelle, et si ces prescriptions ne suffisent pas, prescrire un cataplasme arrosé de 12 à 15 gouttes de laudanum, ou des onctions avec de l'huile tiède laudanisée, avec des pommades opiacées, belladonées, ou faire une application de collodion sur tout le ventre. On pourra administrer par cuillerées à bouche d'heure en heure la potion suivante :

Laudanum.	20 gouttes
Chloroforme	20 gouttes
Eau gommée surée.	120 grammes

Si la langue est blanche, si l'appétit est perdu, on devra commencer par purger le malade avec 30 ou 40 grammes de sulfate de soude.

Colique hépatique. — Elle est due à la présence dans les conduits hépatiques d'un calcul qui ne progresse que très difficilement, et en déchirant les parois du conduit dans lequel il est engagé.

La douleur est atroce, elle siège dans le côté droit s'irradiant vers le dos et l'épaule droite et elle s'accompagne souvent de nausées et de vomissements.

Traitement. — Il consiste à favoriser l'expulsion du calcul en donnant un purgatif de 40 grammes de sulfate de soude, ou de 1 gramme de calomel.

On calmera la douleur par la chaleur, les cataplasmes laudanisés chauds, les onctions belladonées, les sangsues, les bains de siège tièdes, le laudanum à l'intérieur à la dose de 10 à 15 gouttes, et mieux l'eau chloroformée, préparée comme je viens de l'indiquer.

On préviendra la formation de nouveaux calculs par un traitement alcalin de longue durée (eau de Vichy, bicarbonate de soude 4 grammes dans un litre d'eau) et par la prise pendant dix jours chaque mois de deux cachets de 0,30 à 0,50 centigrammes de benzoate de lithine.

On calmera les vomissements par les boissons gazeuses et glacées. On recommandera une vie active et une nourriture mixte, plutôt végétarienne, en excluant complètement les viandes fortes, le gibier et les alcools.

Colique néphrétique. — On donne ce nom à de violents accès de douleurs occasionnés par le passage de calculs dans l'uretère.

Ces coliques peuvent éclater brusquement mais, le plus souvent, elles se produisent chez des gens déjà atteints de gravelle, c'est-à-dire qui ont des dépôts de sable, de graviers dans les urines, et qui, depuis un certain temps, souffrent des reins.

Traitement. — Au moment de l'accès, il faut calmer la douleur, en administrant 10 à 15 gouttes de laudanum, ou de l'eau chloroformée, et on appliquera sur la région douloureuse, des cataplasmes laudanisés chauds ou des onctions belladonées et opiacées.

On conseillera, en même temps, au malade de boire beaucoup de lait ; des boissons diurétiques (tisanes de chiendent, de queues de cerises, ou tisane à 4 grammes de nitrate de potasse dans un litre d'eau) pour augmenter la sécrétion urinaire et favoriser la progression du calcul.

Une deuxième indication consistera à diminuer la quantité des urates et à prévenir leur dépôt dans les urines. Pour cela, on fera usage d'un régime sobre comme pour les coliques hépatiques et on prescrira les eaux minérales de Vichy, Contrexeville.

Colique de plomb. — Elle occupe, généralement, l'ombilic, l'épigastre ou la région hypogastrique, s'irradiant plus ou moins vers les régions voisines.

La douleur est tantôt sourde, tantôt aiguë, quelquefois tellement forte, que les malades se roulent par terre en proie à la plus vive anxiété.

Traitement. — D'abord, supprimer la cause de l'empoisonnement, soit la peinture, soit l'eau. Conseiller au malade de se coucher sur le ventre ; car on a constaté que la douleur se calmait souvent par une pression graduelle et continue exercée sur le ventre.

Les malades seront mis au régime lacté, les coliques seront traitées par les purgatifs : sulfate de soude 40 grammes ou huile de ricin 35 grammes, puis on prescrira un mélange à parties égales de miel et de soufre (12 grammes par jour environ). Les calmants employés pour calmer la douleur dans les coliques hépatiques et néphrétiques pourront aussi être utilement donnés.

On apportera toute son attention pour triompher de la constipation opiniâtre qui accompagne ces coliques.

Diarrhée. — La diarrhée consiste dans des évacuations alvines plus fréquentes, plus liquides, plus abondantes qu'elles ne doivent l'être normalement, et elle est presque toujours le symptôme d'une foule de maladies aiguës ou chroniques de l'intestin.

La *diarrhée simple* qui survient en France chez un homme sain, bien portant, à la suite d'un refroidissement, d'un écart de régime, d'un abus de fruits, n'est pas, en général, bien sérieuse, cède le plus souvent à un purgatif, à la diète de 1 ou 2 jours avec un peu de bouillon on mieux de lait, et finalement, si cela est nécessaire, à une potion :

Bismuth.	4 grammes
Laudanum.	15 gouttes
Eau sucrée. . , ...	120 grammes

Bien autrement grave est la diarrhée des pays chauds, qui se présente sous la forme aiguë ou la forme chronique, passant facilement de l'une à l'autre.

Cette diarrhée des pays chauds, notamment celle de Cochinchine, est très tenace, et si elle n'est pas soignée à temps elle s'empare de l'organisme qu'elle mène rapidement à la consomption et au marasme.

Aussi, est-il de toute nécessité, dans les pays chauds, de traiter immédiatement toute crise diarrhéique si légère qu'elle soit en apparence.

Traitement. — Le plus efficace est, dès le début, un purgatif léger de 25 à 30 grammes de sulfate de soude, et la diète pendant 1 ou 2 jours pour faire reposer le tube digestif et, en même temps, éviter les fermentations qui s'y produisent, par l'introduction des aliments dans un milieu gastro-intestinal secrétant des sucs digestifs altérés. Puis revenir très doucement à l'alimentation en commençant par des œufs, du lait, des purées ; si, après le deuxième jour, la diarrhée semble vouloir persister, il faut mettre le malade au régime lacté complet, et lui prescrire trois paquets par jour, matin, midi, soir, chacun contenant : sous nitrate de bismuth 1 gramme et Benzo-Naphtol 0^{gr},50 centigrammes, ou la potion au bismuth indiquée plus haut.

Une première atteinte de diarrhée soignée dès le début cédera presque fatalement après 4 ou 5 jours de ce traitement. Si on a affaire à une diarrhée plus rebelle, à une diarrhée devenue chronique, je crois que le traitement le plus approprié est le suivant :

Diète lactée complète (2 ou 3 litres de lait par 24 heures) pendant cinq jours, avec, le premier jour, une potion de 20 grammes de sulfate de soude à prendre par cuillerées à bouche, toutes les 2 heures, le deuxième et le troisième jour une potion de 15 grammes de sulfate de soude, le quatrième jour, une potion de 10 grammes de sulfate de soude à prendre dans les mêmes conditions.

Les troisième et quatrième jours si les selles sont trop fréquentes, donner le soir au malade, au moment de son coucher, en deux fois, 20 gouttes de laudanum dans un peu d'eau sucrée.

Le cinquième jour, suppression complète des médicaments pour mieux observer les selles.

Le sixième jour, si la diarrhée persiste, recourir aux paquets de bismuth et benzo-naphtol, à la dose de trois à quatre par jour que l'on continuera pen—

dant 8 jours, et auxquels on adjoindra 20 gouttes de laudanum dans de l'eau sucrée, à prendre en plusieurs fois.

Si la diarrhée persiste encore après ce traitement, il y a lieu de revenir au sulfate de soude et de recommencer le tout.

Pour le régime alimentaire, après la diète lactée, on doit passer aux œufs, aux purées, aux aliments lactés, puis aux viandes grillées et, en dernier lieu, au pain et aux sauces. La soif des diarrhéiques, souvent très vive, sera calmée par de l'eau de riz et de l'eau albumineuse, obtenue par deux blancs d'œuf battus dans un litre d'eau sucrée.

Je terminerai en faisant remarquer que certaines diarrhées sont périodiques, c'est-à-dire reviennent à des époques prévues, tout comme les accès de fièvre ; cette forme de diarrhée n'est autre qu'une fièvre larvée qui doit être traitée par les sels de quinine.

Constipation. — Contrairement à la diarrhée, on donne le nom de constipation à la rareté des évacuations alvines et cependant ce sont deux états qui appartiennent souvent à la même affection intestinale, qui s'alternent et qui demandent à peu près le même traitement. Celui-ci consistera dans l'administration de purgatifs 30 à 40 grammes de sulfate de soude ou d'huile de ricin, ou de laxatifs quotidiens, tels que 1 gramme de rhubarbe mélangée avec 1 gramme de magnésie calcinée, ou de lavements tièdes à l'eau de graine de lin, de guimauve, à l'huile d'olive ou à la glycérine (une cuillerée à bouche).

Le régime devra être rigoureusement observé, et puisque le régime carné donne des matières fécales dures et rares, on aura recours au régime végétarien qui donne des fèces molles et pateuses. On fera donc prédominer dans l'alimentation les fécules sous forme de purées, de pommes de terre, de petits pois, de lentilles, la bouillie d'avoine, le riz, les nouilles, le macaroni, et quand ces substances seront bien supportées, on passera aux légumes verts, d'abord à l'état de purée, puis aux viandes.

Dysenterie. — C'est l'inflammation du gros intestin, surtout de sa partie inférieure, caractérisée par des évacuations fréquentes mais peu abondantes de matières muqueuses souvent mêlées de sang, quelquefois le sang est rendu pur. Les douleurs dans le ventre, surtout dans le flanc gauche, sont très vives, avec une sensation de brûlure à l'anus et de pesanteur dans le fondement.

Comme pour la diarrhée, la dysenterie des pays chauds se présente avec des symptômes plus graves. Elle accomplit rapidement des sérieux ravages dans l'organisme, elle devient facilement épidémique et rapidement chronique.

L'isolement des malades, la désinfection de leurs déjections s'imposent plus rapidement que pour la diarrhée.

Traitement. — Le traitement alimentaire ou plutôt diététique est le même que pour la diarrhée. Le lait en forme la base, et doit en être, au début, l'unique élément.

S'il y a du sang dans les selles, le médicament par excellence, je dirai même le seul est l'ipéca à la brésilienne à la dose de 6 à 8 grammes pris pendant 3 jours consécutifs.

Pour préparer l'ipéca à la brésilienne, on verse 200 grammes d'eau bouillante sur 6 à 8 grammes de racines d'ipéca, on laisse refroidir l'infusion puis on l'administre au malade par cuillerées à bouche dans toute la journée. C'est l'ipéca n° 1.

Le lendemain, sur le même ipéca qui a servi la veille, on verse encore 200 grammes d'eau bouillante, c'est l'ipéca n° 2 que l'on prend de la même manière que le n° 1.

Le surlendemain on verse encore 200 grammes d'eau bouillante sur les mêmes racines d'ipéca, c'est l'ipéca n° 3 que l'on prend de la même manière que les deux autres.

Si les douleurs sont très vives, les envies d'aller à la garde robe très fréquentes, on associe à l'ipéca 20 gouttes de laudanum ou $0^{gr},05$ centigrammes d'extrait d'opium en deux pilules.

Si on n'a pas de racines d'ipéca, on les remplace par la poudre d'ipéca à prendre en potion pendant 3 jours consécutifs à la dose de 1 gramme par jour.

Après l'ipéca, le meilleur remède est le calomel à la dose de 1 gramme par jour, mais il faut avoir bien soin de mettre le malade au régime unique du lait pour être certain qu'il ne prendra pas d'aliments salés.

Quand le sang a complètement disparu des selles, si la diarrhée persiste on la traitera par le sulfate de soude, puis par les paquets de sous-nitrate de bismuth et de benzo-naphtol.

Concuremment à ces différentes indications, on prescrira des lavements avec amidon 15 grammes, laudanum 15 gouttes dans 250 grammes d'eau, et si les douleurs au fondement sont trop pénibles, on introduira dans l'anus un petit tampon d'ouate trempé dans une solution de $\frac{0,10 \text{ centigr. de chlorhydrate de cocaïne}}{20 \text{ grammes d'eau distillée.}}$

Rectite. — C'est l'inflammation du rectum caractérisée par une douleur dans le flanc gauche, une brûlure à l'anus et du sang à la fin de la selle.

Traitement. — On commencera par un purgatif, 30 à 40 grammes de sulfate de soude ou d'huile de ricin, puis on prescrira des lavements amylacés laudanisés (amidon 15 grammes, laudanum 15 gouttes) ou au ratanhia (5 grammes de racines) ou au nitrate d'argent ($0^{gr},20$ centigrammes pour 1/4 de litre d'eau distillée).

Comme très souvent la dysenterie et la rectite marchent ensemble, il y a lieu d'appliquer le même traitement à ces deux affections, en insistant pour la rectite, je le répète, plus particulièrement sur les lavements. Eviter autant la constipation que la diarrhée.

Régime alimentaire comme précédemment.

Accidents du côté du foie. — Ils se montrent dans les pays chauds, chez les alcooliques, les impaludés et surtout les dysentériques, sous les formes de congestion, hépatite simple ou suppurée.

Congestion du foie. — Elle se traduit par une douleur sourde et contusive dans le côté droit, s'exagérant par la pression, la percussion et s'irradiant vers l'épaule du même côté.

TRAITEMENT. — D'abord un purgatif, surtout le calomel à la dose de 1 gramme en prescrivant la diète lactée pour éviter que le malade mange du sel qui transformerait le calomel en bi-chlorure de mercure, substance toxique. Repos absolu.

En même temps, on appliquera sur la région du foie de la teinture d'iode, des ventouses, ou un vésicatoire, ou des pointes de feu. On surveillera l'alimentation qui devra être très légère pendant plusieurs jours et on boira pendant plusieurs mois, à raison de quinze jours par mois, des alcalins : eau de Vichy, ou eau bi-carbonatée à 4 grammes de bi-carbonate de soude pour 1 litre d'eau.

Hépatite. C'est une inflammation du foie qui peut aboutir à la suppuration.

L'hépatite légère peut se confondre avec la congestion, mais grave elle peut présenter trois caractères principaux : l'ictère, les hémorrhagies et les troubles nerveux.

TRAITEMENT. — Au début, purgatifs répétés et application de révulsifs sur le foie. Soutenir les forces du malade par les préparations au quinquina et le jus de viande.

Dans les régions palustres, donner de la quinine.

Les hémorrhagies seront combattues soit par la limonade sulfurique (20 à 30 gouttes d'acide sulfurique dans 1 litre d'eau) soit par le perchlorure de fer ou l'ergotine en potion, à la dose de 1 à 2 grammes et par le repos absolu.

Abcès du foie. — Tandis que l'hépatite aiguë ictérique, survenant comme complication du paludisme, n'aboutit presque jamais à la suppuration ; l'abcès du foie est le plus souvent la conséquence de l'hépatite qui complique la dysenterie.

On éprouve une douleur vive s'irradiant vers l'épaule, avec un point spécialement douloureux au toucher dans le côté droit ; des frissons et de la fièvre vespérale, indiquent la formation du pus.

Dans ce cas, le chef de poste se bornera à l'emploi des moyens indiqués contre l'hépatite simple, et il évacuera le plus tôt possible son malade qui devra subir une intervention chirurgicale.

Prophylaxie des maladies de l'appareil digestif et de ses annexes. — Les indications prophylatiques sont dans la correction de l'eau par l'alunage, par le filtrage, par l'ébulition. De plus, le microbe de la diarrhée, de la dysenterie des pays chauds, paraissant affectionner les milieux aqueux, il faut, autant que possible, éviter l'humidité, la marche dans les marais.

En même temps on devra prendre les précautions contre les refroidissements, causes adjuvantes des affections intestinales par la répercussion congestive qu'ils déterminent sur les intestins.

Le port de la ceinture de flanelle combattra ce danger.

L'alimentation sera très surveillée, les légumes mal cuits, les fruits verts ou pris en trop grande abondance, l'abus de la glace, l'usage immodéré des boissons alcooliques, l'ingestion d'une quantité exagérée d'aliments ou de substances indigestes, sont autant. de causes efficientes des affections intestinales.

L'isolement des malades, la désinfection immédiate et absolue de leurs déjections, quelle que bénigne que soit l'atteinte, sont indispensables et souvent leur omission est la source d'une véritable épidémie.. C'est principalement aux changements des saisons que se montrent les affections intestinales, c'est donc à ces époques qu'une surveillance active doit être exercée sur les hommes.

On évitera les accidents du côté du foie par l'abstention des boissons alcooliqnes, en évitant l'abus des aliments trop épicés, des piments, en ne prenant pas une nourriture animalisée avec excès ou trop abondante en quantité. Je rappellerai l'importance de la sobriété dans les pays chauds.

CHAPITRE VII

Choléra. — Le choléra est tantôt observé par cas isolés, tantôt il frappe beaucoup de personnes à la fois, il est épidémique.

Le choléra peut être foudroyant, tuer une personne en quelques heures, mais le plus souvent il dure plusieurs jours, et avant de se confirmer, il est précédé par une diarrhée assez abondante. D'où la nécessité en temps d'épidémie de considérer la diarrhée comme une affection grave qui doit être traitée avec le plus grand soin.

Les symptômes du choléra offrent trois périodes :

1° Diarrhée avec coliques et évacuations d'abord fécales puis aqueuses.

2° Selles riziformes, c'est-à-dire blanches et renfermant de petits grumeaux, comme l'eau de riz. Vomissements également liquides, accompagnés de violents maux d'estomac — suppression des urines — apparition de crampes douloureuses dans les membres et particulièrement dans les mollets. Refroidissement du corps, bientôt suivi de l'aspect violacé et ridé des doigts, des orteils, de la face, etc... voix éteinte.

3° Si le malade ne meurt pas à la deuxième période, il rentre dans la réaction, la chaleur revient, les vomissements, la diarrhée diminuent puis s'arrêtent. Souvent, malheureusement, le but est dépassé la réaction est trop vive, et surviennent les accidents typhoïdes qui peuvent emporter le malade.

Si le cholérique évite la mort, la convalescence est toujours longue et souvent compromise par une prédisposition que conserve le malade à contracter des inflammations de tous les organes, notamment des intestins. Le cholérique sera l'objet d'une observation et d'un isolement prolongés.

TRAITEMENT. — Contre la diarrhée prémonitoire, diète, repos au lit, potion avec :

Bismuth.	4 grammes.
Laudanum.	15 gouttes.
Chloroforme	30 gouttes.
Eau sucrée.	100 grammes.

Lorsque les phénomènes cholériques apparaissent, ajouter à la potion 2 cuillerées à bouche de rhum et 10 grammes d'acétate d'ammoniaque si on en a.

Puis thé punché, frictions énergiques sur le corps avec des flanelles imbibées d'eau-de-vie camphrée chaude, ou mieux frictions énergiques avec la couverture dans laquelle on enveloppe le malade. Bouteilles d'eau chaude ou briques chaudes tout autour du corps.

Le reste appartient au médecin qu'il faut faire chercher sans retard.

Mesures prophylactiques. — La première règle est de consigner à la troupe l'entrée d'une localité contaminée et de surveiller l'application stricte des mesures quarantenaires.

Prophylaxie générale. — Dès que le choléra est signalé, le chef de poste doit faire prendre les précautions suivantes : L'eau à boire devra être bouillie, la consommation des légumes même très cuits sera restreinte, celle des légumes verts et des fruits sera supprimée. Les fatigues et les excès de toutes sortes, en particulier les excès alcooliques seront évités. On veillera à la propreté des hommes, car l'hygiène personnelle a une grande importance, en temps de choléra, au double point de vue de la prédisposition et de la réceptivité. On s'occupera de distraire les hommes, de les rendre gais, d'occuper leur esprit.[1]

Si le chef de poste a un cholérique il devra immédiatement l'isoler. Les selles et les vomissements seront recueillis dans un vase dans lequel on aura préalablement mis des désinfectants, soit de l'eau phéniquée à 5 $^0/^0$, soit la solution au bi-chlorure à 1 $^0/_{00}$, soit de la solution au sulfate de cuivre à 5 $^0/_0$ ou autres désinfectants ; puis le contenu du vase sera jeté dans une fosse contenant du chlorure de chaux. Toutes les affaires qui auront touché le malade seront brûlées, à moins d'avoir à sa portée une étuve ou un hôpital qui puisse les recevoir. Toutes les personnes qui approcheront le malade seront également isolées, elles devront être très propres, et souvent se laver la figure et les mains sans omettre les ongles, avec une liqueur désinfectante. Elles devront aussi se rincer la bouche avec de l'eau bouillie, et ne jamais manger dans la salle du malade.

Avant de reprendre le contact avec les personnes, ces gardes-malades prendront un grand bain antiseptique, et changeront complètement toutes les affaires qu'elles portaient et qui seront envoyées à la désinfection.

Enfin les locaux seront désinfectés soit par les vapeurs de soufre, soit par les solutions au sublimé ou à l'acide phénique.

Le meilleur, parce qu'il nécessite moins de minutie dans l'application, est le procédé par le soufre. On cubera exactement la pièce dans laquelle on brûlera 40 grammes de soufre par mètre cube, ensuite on la badigeonnera avec un lait de chaux.

Fièvre jaune. — Les symptômes peuvent se résumer ainsi : Début brusque, ascension thermique (40°-41°), douleur vive dans les reins, injection de la face et des conjonctives, vomissements muqueux ou bilieux, anxiété, quelquefois délire.

Vers le milieu du troisième jour, un fait caractéristique se produit, c'est une rémission brusque, une défervescence définitive dans les cas bénins, seulement temporaire dans les cas graves.

Alors commence la deuxième période caractérisée par une couleur jaune intense de la peau, par des hémorrhagies, principalement des vomissements noirs.

La maladie peut alors revêtir la forme thyphoïde, l'aspect adynamique, la stupeur apparaît et la mort survient dans le collapsus.

On observe quelquefois des formes foudroyantes. Dans ce cas, le vomito-négro existe dès le début et la mort se produit entre 24 et 48 heures.

Dans les cas de guérison, la convalescence est toujours longue.

Traitement. — Purgatifs répétés et doux, lotions fraîches vinaigrées sur le corps, deux ou trois fois par jour pendant la période hyperthermique. Contre la soif et les vomissements, boissons glacées, application de compresses froides sur le creux de l'estomac, injections hypodermiques de chlorhydrate de morphine (un centigramme).

Il faut éviter de donner du sulfate de quinine qui est, dans cette maladie, plus nuisible qu'utile.

Pendant la deuxième période, on soutiendra par dessus tout les forces du malade, en lui donnant du thé chaud alcoolisé, du café noir, de l'extrait de quinquina à la dose de 3 à 4 grammes par jour en potion, on lui fera des frictions stimulantes sèches ou alcoolisées avec un gant de crin ou un morceau de molleton.

Contre les hémorrhagies on donnera de la limonade avec 1 à 2 grammes d'acide sulfurique pour un litre d'eau, ou bien 1 à 2 grammes d'ergotine, ou 20 gouttes de perchlorure de fer en potion.

Prophylaxie. — Si l'efficacité de la vaccination était prouvée, il est certain que ce serait la première mesure à adopter dans un pays à fièvre jaune, mais elle est encore trop douteuse.

Pour éviter le mal et pour le combattre, on prendra les mêmes précautions hygiéniques que celles que j'ai indiquées au sujet du choléra. J'y ajouterai la nécessité de rechercher une hauteur pour y camper dans des baraques disséminées, parce qu'il est reconnu que la fièvre jaune ne sévit pas où est très rare sur une hauteur de 500 mètres, il suffira donc de rechercher une altitude de 600 à 800 mètres.

Toutes les règles de la quarantaine devront être rigoureusement observées.

CHAPITRE VIII

Une plaie est une solution de continuité, c'est-à-dire une division des tissus, accompagnée de douleur, écoulement de sang et écartement des bords.

Les plaies sont régulières, à bords nets, ou irrégulières à bords déchiquetés souvent meurtris.

Régulières. — Elles sont produites par des instruments tranchants et piquants (couteau, sabre, épée, fleuret, etc.).

Irrégulières. — Elles sont produites par un coup de bâton, une arme à feu, une morsure, un arrachement.

Les plaies peuvent être superficielles ou profondes, suivant le degré de pénétration de l'instrument. Elles peuvent se compliquer de fracture des os ; elles sont pénétrantes, si une grande cavité, thorax, abdomen, crâne, ou une articulation est intéressée.

Les plaies compliquées et pénétrantes sont toujours très graves.

Traitement. — *Règle générale*. — Il ne faut toucher à une plaie que juste le nécessaire pour la nettoyer, et surtout il ne faut pas chercher avec un instrument si elle est ou non pénétrante, car on peut infecter une plaie si l'instrument est d'une propreté douteuse, et on peut rendre pénétrante une plaie qui ne l'est pas.

S'il y a des corps étrangers : débris de vêtements, fragments de balles, d'épée, morceaux de cuir, de bois, etc., on les retirera avec une pince, s'ils se présentent d'eux-mêmes.

Pour les plaies régulières, on recherchera toujours la guérison par première intention, c'est-à-dire la cicatrisation immédiate que l'on obtiendra par :

1° *Position*. — Donner à la partie blessée une position favorisant le relâchement des muscles et le retour de la circulation.

2° *Bandelettes agglutinatives*. — Ce sont ou des bandelettes de diachylum ou des bandelettes de gaze collodionnée.

Il existe deux manières de mettre les bandelettes. 1° En faisant un pansement imbriqué, c'est-à-dire en posant les bandelettes obliquement, de manière qu'elles se recouvrent en partie les unes les autres, à la façon des tuiles d'un toit en passant par dessus la plaie, après en avoir bien affronté les bords.

2° Si c'est un membre, en coupant de longues bandelettes et en les plaçant de manière que le milieu de la bandelette soit d'abord fixée sur la partie du membre opposée à la plaie, puis on ramène les deux extrémités qui passent en s'entrecroisant sur la plaie pour venir se fixer sur ses bords.

3° *Sutures.* — Les deux plus usitées sont : la suture à points séparés avec une aiguille et du fil, et la suture entortillée avec des épingles.

La suture à points séparés se fait avec des aiguilles courbes, ou à défaut droites, et autant de fils qu'il y a de points de suture à pratiquer.

Le premier fil est placé à la partie moyenne de la plaie, chaque fil traverse les deux lèvres de la plaie et les deux chefs sont noués sur l'un des côtés.

La suture entortillée se fait avec des épingles qui traversent les deux lèvres de la plaie. Puis on prend un fil qui, après avoir croisé plusieurs fois en 8 de chiffre sur la première épingle, descend à la seconde sur laquelle il croise encore plusieurs fois, puis sur la troisième, et ainsi de suite jusqu'à la dernière épingle.

On coupe avec une pointe incisive ou avec de forts ciseaux les pointes et les têtes sous lesquelles on glisse des bandes de diachylum et on panse avec un linge imbibé d'une solution antiseptique ou un linge vaseliné recouvert d'un peu d'ouate et d'un bandage médiocrement serré.

4° *Bandages.* — Ils doivent être mis de telle manière qu'ils rapprochent le plus possible les deux lèvres de la plaie, et ce sont les bandages invaginés qui sont les meilleurs.

Plaies par instruments piquants. — Leur pansement se fera par occlusion avec plusieurs couches de gaze antiseptique recouvertes de collodion.

Plaies irrégulières. Plaies contuses. — Elles peuvent être déterminées par des coups de bâton, des chutes, etc. Si la peau n'est pas trop décollée, si les bords ne sont pas très irréguliers et mâchés, on peut tenter la réunion en ayant soin toutefois de se méfier de l'accollement des lèvres de la plaie, qui pourrait amener du gonflement, de l'étranglement et provoquer de la suppuration. Dans ce cas, tout en rapprochant les lèvres on laisse entre elles un écart suffisant pour éviter cet étranglement, et on panse avec la solution phéniquée ou une solution alcoolisée, ou la solution de Van Swieten coupée de la moitié d'eau.

S'il y a contusion sans plaie, ou avec une plaie légère, un vaste cataplasme arrosé d'eau blanche est excellent.

Dans les plaies contuses avec de grands délabrements, meurtrissures, broiements des chairs, il faut recourir aux pansements antiseptiques humides, et même aux irrigations continues.

Si le blessé est sous le coup du choc, d'une émotion vive, on le remontera avec des cordiaux, un grog chaud, et on le réchauffera avec des frictions.

Plaies empoisonnées. — Résultant de la morsure d'un animal enragé, de la piqûre d'un serpent, d'une vipère, d'un scorpion, des flèches de Pahouins, etc..., le traitement consiste à faire saigner la plaie le plus possible.

On doit sucer immédiatement la plaie en aspirant

avec force, et si on est avec quelqu'un le prier de serrer fortement le membre piqué avec son mouchoir de poche placé entre la plaie et le cœur.

Puis faire une ou deux incisions au niveau de la plaie, si elle ne saigne pas suffisamment, et bien la laver avec une solution antiseptique. Enfin la cautériser, si cela est nécessaire, avec une solution concentrée de potasse caustique ou un fer rouge.

Il est inutile de se servir de l'ammoniaque.

Une remarque importante, c'est qu'il est absolument défendu de *sucer une plaie* provenant de la morsure d'un animal enragé.

Plaies par armes à feu. — Nous arrivons à la question des *blessures et traumatismes de guerre* que nous allons examiner.

Les indications d'urgence à remplir sur le champ de bataille peuvent se résumer à :

1° Ranimer un blessé.

2° Panser une plaie.

3° Arrêter une hémorrhagie.

4° Contenir une fracture si elle existe.

Ces deux derniers points feront l'objet de chapitres spéciaux.

1° *Ranimer un blessé.* — L'état de syncope ou perte de la connaissance et du mouvement chez un blessé peut être produit par la violence du traumatisme ou par une perte de sang assez abondante.

Tout d'abord on desserre les vêtements, on étale le malade sur le dos, la tête légèrement plus basse que le reste du corps pour faire affluer le sang au cerveau, on agit sur le système nerveux engourdi en projetant de l'eau sur la figure, en flagellant la poitrine, en chatouillant la gorge avec le doigt, ou une plume d'oie, en faisant respirer de l'ammoniaque, de l'éther, en pratiquant la respiration artificielle et les tractions rythmées de la langue.

La syncope est la règle chez les grands blessés, et cette syncope est une mort tellement apparente qu'on ne doit considérer, comme tué, un homme tombé sur le champ de bataille, que lorsque l'on a épuisé tous les moyens d'action pour lutter contre la syncope. Que de grands blessés ont été laissés pour morts sur le champ de bataille alors qu'ils ne l'étaient pas !

On cite l'exemple de blessés dont les battements du cœur n'étaient perceptibles que toutes les 40, 50 et 60 secondes, revenir à la vie après une demi-heure et trois quarts d'heure de respiration artificielle.

C'est assez dire combien il importe de ne pas abandonner sur le champ de bataille un homme qui paraît mort.

Généralement, quand le blessé récupérera ses sens il demandera à boire, on s'empressera de le satisfaire.

2° *Panser une plaie.* — Les principes qui président au pansement d'une plaie sont :

1° Favoriser la cicatrisation de la plaie par la position.

2° Soustraire les plaies à l'entrée des micro-organismes susceptibles de les infecter.

3° Détruire ces micro-organismes, s'ils réussissent à traverser le pansement.

La position consiste à mettre la plaie dans la position la plus convenable pour que ses lèvres soient rapprochées, que les muscles soient relâchés et que la circulation du sang soit favorisée.

On abritera la plaie et en même temps on détruira les germes infectieux qui auront pu venir en son contact, en employant les pansements antiseptiques faits avec la solution de Van Swieten, ou la solution phéniquée à 25 grammes d'acide phénique pour un litre d'eau, ou avec des ouates antiseptiques, ou avec des poudres telles que l'iodoforme, le salol, etc., ou avec de la gaze, sur laquelle on mettra de la vaseline boriquée, iodoformée, salolée.

Règle générale pour faire un pansement. — Il ne faut pas tirailler les pièces d'un pansement et faire saigner une plaie. Pour faire la toilette d'une plaie, on ne doit pas frotter avec une éponge ou un tampon le vif de la plaie, on fait seulement couler doucement sur elle un peu d'eau phéniquée ou bi-chlorurée, ou alcoolisée, en exprimant une éponge ou de la ouate au-dessus de la plaie.

Si les bords sont trop sales, on peut les frotter et au besoin enlever les croûtes avec les bords d'une spatule, à la condition de ne pas toucher à la plaie.

Puis on appliquera le pansement qui sera humide ou sec.

Si le pansement est humide, on le recouvrira d'une enveloppe imperméable, qu'on soulèvera tous les

4 ou 6 heures pour arroser les pièces du pansement.

S'il est sec, on le renouvellera le moins souvent possible.

D'une manière générale, si le blessé souffre beaucoup, si la suppuration est très abondante, s'il y a du sang sur les linges, le pansement doit être renouvelé toutes les 24 heures et quelquefois plus souvent.

Si, au contraire, le blessé ne souffre pas, s'il n'y a pas de **mauvaise odeur**, le pansement peut être laissé en place pendant plusieurs jours.

Paquet individuel de pansement. — En campagne, chaque homme est porteur de ce paquet, mis dans une poche spéciale.

Le pansement individuel se présente sous la forme d'un sac rectangulaire de cotonnade grise et contient :

1° Un plumasseau d'étoupe bichlorurée.

2° Une compresse en gaze bichlorurée.

3° Une pièce de tissu imperméable.

4° Une bande de tissu, de coton fin bichloruré.

5° Deux épingles de sûreté.

Tous ces éléments peuvent se diviser en deux parties quand il y a nécessité de panser deux blessures.

La manière de se servir du pansement est indiquée sur l'enveloppe extérieure.

Ce pansement provisoire s'applique à sec ; on met sur la plaie l'étoupe que l'on recouvre de la compresse de gaze, puis on met le tissu imperméable, et le tout est maintenu par la bande et les épingles.

CHAPITRE IX

NOTIONS HÉMOSTATIQUES. MOYENS D'ARRÊTER LES HÉMORRHAGIES

Une hémorrhagie est un écoulement de sang qui peut provenir des artères, des veines ou des capillaires.

Dans l'hémorrhagie artérielle, le sang est rouge vermeil et s'échappe en jets intermittents.

Dans l'hémorrhagie veineuse, le sang est rouge brun et sort en bavant et en jet continu.

Dans l'hémorrhagie capillaire, le sang est rouge et s'écoule en nappe d'une façon plus ou moins continue.

Arrêter une hémorrhagie c'est assez simple pour que tout chef de détachement, de poste, sache le faire, d'autant que si une artère est ouverte, le blessé peut, en quelques minutes, mourir au bout de son sang.

Si l'hémorrhagie est légère, on peut l'arrêter par le repos absolu, une application de linges trempés dans l'eau froide, ou l'eau alcoolisée, ou l'eau alunée.

Si l'hémorrhagie est abondante, ces moyens sont insuffisants, il n'y a pas de temps à perdre, il faut aller vite, il faut recourir à la compression.

La compression peut être directe, c'est-à-dire dans la plaie, indirecte ou à distance sur le trajet de l'artère.

Compression directe. — Elle s'exerce dans la plaie, soit avec le doigt, soit avec des boulettes de ouate antiseptique tassées dans la plaie, ou de l'amadou, voire même des substances quelconques.

En général, on ne peut compter sur l'efficacité de ces moyens, que dans les hémorrhagies veineuses ou capillaires, ou lorsqu'une petite artériole seulement est intéressée.

Compression à distance. — Dans l'hémorrhagie d'une grosse artère, il faut avoir recours à la compression à distance, c'est-à-dire sur le trajet de l'artère.

La compression à distance s'exerce entre le cœur et la plaie. Le moyen le plus rapide est de serrer fortement le membre avec un mouchoir ou un lien circulaire, mais cette compression douloureuse détermine du gonflement œdémateux du membre et ne peut être longtemps supporté.

La véritable compression s'obtient avec le garrot, appareil composé de quatre parties : une pelote qui se place sur le trajet de l'artère, et qui peut être remplacée par un corps dur quelconque, voire même un caillou ; un lien circulaire pour serrer ; une plaque ou une compresse qui s'applique sur le membre, du côté opposé à la pelote ; un bâtonnet (couteau, morceau de bois) mis sous le lien sur la plaque qu'on tourne à volonté de manière à serrer le lien et qu'on fixe ensuite à l'aide d'une ficelle.

Le garrot peut être remplacé avec avantage par le tourniquet à baguettes, composé de deux petits morceaux de bois parallèles, dont deux extrémités sont attachées ensemble de manière à laisser entre elles un écartement un peu moindre que le diamètre du membre.

On place les baguettes perpendiculairement au trajet de l'artère, sur les deux faces opposées du membre, puis on saisit les deux extrémités libres que l'on rapproche, et que l'on fixe avec un lien, lorsque l'hémorrhagie est arrêtée. Avec deux petits morceaux de bois quelconques et deux bouts de ficelle, tout le monde peut faire cet appareil.

La pression des baguettes étant un peu douloureuse, il convient de mettre une petite compresse au dessous de chaque bâtonnet. Cet appareil peut être appliqué sur les vêtements.

Notions anatomiques. — Dans les grandes hémorrhagies des membres, les appareils compressifs devront être mis pour le membre supérieur sur l'artère humérale, pour le membre inférieur sur l'artère fémorale.

L'artère humérale se dirige du tiers antéro-externe de l'aisselle au milieu du pli du coude.

L'artère fémorale s'étend du tiers interne du pli de l'aine au bord interne et postérieur du genou.

C'est donc sur ces trajets que seront mis les compresseurs dans les cas d'hémorrhagies des membres.

CHAPITRE X

NOTIONS SUR LA RÉDUCTION ET LA CONTENTION
DES FRACTURES

Une fracture est la rupture d'un os, l'endroit où l'os est brisé s'appelle foyer de la fracture.

Les principaux signes d'une fracture sont :

Le craquement, bruit entendu par le blessé lui-même au moment de l'accident.

L'impuissance, les mouvements ordinaires du membre sont impossibles.

La déformation, le membre est le siège d'un gonflement et a perdu la régularité de sa forme.

La position, le membre dévié de son axe forme quelquefois un angle au niveau de la fracture.

La douleur, elle est très aiguë et existe en un point bien déterminé, à l'endroit où l'os est brisé.

La mobilité normale, ce sont des mouvements qui n'ont pas lieu en temps ordinaire et qui peuvent s'exécuter vers le milieu d'un membre.

La crépitation, c'est un craquement que l'on en—
tend si on fait jouer les deux fragments l'un sur
l'autre.

La fracture est simple, lorsque l'os seul est brisé,
elle est compliquée s'il y a une plaie des parties
molles, et elle est exposée, si le foyer de la fracture
communique avec l'air extérieur.

Ce dernier cas est extrêment grave et autrefois
nécessitait toujours l'amputation.

Enfin la fracture est unique si l'os est cassé en un
seul point ; multiple si l'os est brisé en plusieurs
points, comminutive si l'os est écrasé.

En général la consolidation des os fracturés a
lieu :

Pour la clavicule et le radius, au bout de
20 jours.

Pour les côtes au bout de 25 jours.

Pour les corps du cubitus et du péroné, après
30 jours.

Pour l'humérus après 35 jours.

Pour le tibia après 45 jours.

Pour le fémur après 60 jours.

Les fractures se consolident plus vite chez l'enfant
que chez l'adulte. Chez le vieillard, la consolidation
est quelquefois très longue et chez les gens à mauvaise constitution, la consolidation dure peut ne pas
s'obtenir.

TRAITEMENT. — Les premiers soins à donner aux
fracturés diffèrent suivant qu'ils s'appliquent aux
membres supérieurs ou aux membres inférieurs.

Relever le blessé. — Dans le premier cas, le blessé peut marcher, il suffit de lui soutenir le bras. Dans le deuxième cas, le blessé tombé est incapable de se relever et de marcher.

Si la main ou l'avant-bras est le siège de la fracture, il suffit sans défaire le vêtement de le soutenir avec une cravate ou un mouchoir fixé autour du cou.

Si le bras est fracturé, on l'applique le long du corps, on fléchit l'avant-bras de manière que la main relevée arrive presque à hauteur de l'épaule opposée, et avec une écharpe on maintient le membre supérieur dans l'immobilité.

Si c'est le membre inférieur qui est fracturé, on fait coucher le blessé bien à plat sur le dos, et on redresse le membre en tirant doucement sur le pied placé perpendiculairement au plan horizontal, puis on l'applique dans toute sa longueur contre l'autre membre qui lui sert de tuteur.

Sur le champ de bataille où il faut agir vite on fait reposer le membre fracturé dans une gouttière formée par une couverture pliée en plusieurs doubles et on passe des cravates, des courroies qui fixent l'appareil et les deux membres l'un contre l'autre.

Pour enlever le fracturé et le mettre sur un brancard, trois brancardiers sont nécessaires. Le premier prend entre ses bras le tronc du blessé qui passe ses mains autour du cou du porteur ; le deuxième passe un bras sous la ceinture et soutient avec l'autre le membre sain ; le troisième soulève sans effort le membre facturé avec les deux mains passées au-dessous du membre, l'une sous le fragment supérieur, l'autre sous le fragment inférieur.

Si une ambulance et si un médecin ne sont pas à la portée du lieu de l'accident, on procédera comme il suit :

Si c'est une fracture du membre supérieur, le blessé pourra rester debout ou assis, et si c'est une fracture du membre inférieur, on le couchera sur un lit, en ayant soin de glisser une planche entre la paillasse et le matelas, pour que le lit soit un peu dur.

Puis, quelle que soit la fracture, on enlèvera les vêtements, et on s'occupera de la réduction qui comprendra trois temps.

1° *L'extension.* — Elle consiste à tirer doucement sur le fragment inférieur pour le remettre à bout avec le supérieur ;

2° *La contre-extension.* — Elle consiste à tirer sur le fragment supérieur, pour l'empêcher d'être entraîné par l'extension.

3° *La coaptation.* — Elle consiste à mettre les fragments bien en place avec les deux mains placées au niveau de la fracture.

La fracture étant réduite, on la panse avec plusieurs doubles de linge trempés dans une solution d'alcool camphré, et il reste à la maintenir avec un appareil de contention.

La contention d'une fracture s'obtient par l'emploi

d'appareils composés de trois parties : des coussins, des tuteurs ou attelles et des liens. Les coussins s'appliquent directement autour du membre blessé, ils servent de tampon entre le siège de la fracture et les attelles. Les tuteurs ou attelles sont placés sur les faces opposées du membre. Les liens fixent l'appareil.

Les membres peuvent aussi être placés dans des gouttières confectionnées avec du carton, du fil de fer ou du zinc en lames.

Appareils improvisés. — Une couverture pliée en plusieurs doubles, dont les bords relevés sont rendus rigides en les enroulant sur des planchettes, des batons ou bambous, peut servir de gouttière. Le fourreau, la lame du sabre, le fusil, des branches d'arbres peuvent servir d'attelles. Le ceinturon, les courroies du sac sont des liens fixateurs.

Sur le champ de bataille, le type de l'appareil improvisé est : La couverture du soldat roulée en laissant un creux au milieu pour former gouttière, le fourreau du sabre et le fusil appliqués comme attelles, la bretelle du fusil et le ceinturon comme liens fixateurs.

CHAPITRE XI

La luxation est le déplacement survenu dans les rapports des surfaces articulaires. L'os déplacé est celui qui se trouve le plus éloigné du tronc ou de la tête.

Les signes d'une luxation sont :

1° *Déformation de l'articulation,* qui est gonflée et n'a pas la même forme.

2° *Attitude du membre* qu'on apprécie en la comparant à celle du côté opposé.

3° *Variations de longueur.* — Le membre luxé peut être allongé ou raccourci suivant le cas.

4° *Troubles fonctionnels.* — Les mouvements ordinaires sont abolis, tandis qu'au contraire on peut quelquefois imprimer à l'articulation luxée des mouvements inusités.

La douleur existe, mais elle n'a rien de spécial.

Traitement. — Il consiste à :

1° *Replacer les os,* en faisant tirer sur les deux os

en sens opposé, et en s'efforçant avec les mains de remettre les extrémités osseuses en contact.

2° Prévenir un nouveau déplacement, en immobilisant l'articulation remise, pendant quelques jours seulement, avec des bandages, des coussins, des attelles.

3° Rendre à l'articulation ses mouvements. — En faisant exécuter des mouvements à l'articulation, après 6, 8, 15 jours d'immobilité en augmentant chaque jour leur étendue. Des frictions et des massages viendront en aide au traitement.

La luxation, comme la fracture demande une évacuation immédiate et le secours d'un médecin.

Entorse. — L'entorse ou foulure est la distension violente et quelquefois le déchirement des ligaments d'une articulation et des parties molles qui l'entourent Les os ne se déplacent pas, contrairement à ce qui a lieu dans la luxation.

C'est au cou-de-pied, articulation tibio-tarsienne que l'entorse est le plus souvent observée.

Douleur vive, gonflement de l'articulation, ecchymose, tels sont les principaux symptômes de l'entorse.

Traitement. — Irrigations continues pendant 60 à 80 heures (nuit et jour) et séances de massage pendant un quart d'heure, (matin et soir). Ensuite, pansement résolutif avec compresses imbibées d'alcool camphré, ou d'eau blanche, recouvertes d'une toile imperméable.

Les irrigations continues se font en suspendant au-dessus du lit du malade un récipient quelconque rempli d'eau froide, de manière que le point par où s'échappe l'eau goutte à goutte, soit à 0^{m},10 de la partie blessée. Si les douleurs sont trop vives, on met une compresse sur l'entorse pour que l'eau n'arrive pas directement sur les tissus, et même, si cela est nécessaire, on remplace l'eau froide par l'eau tiède.

Le massage donne d'excellents résultats. Il se pratique soit avec les deux pouces, soit avec la paume de la main. Les pouces sont enduits de vaseline et manœuvrent l'un après l'autre, de bas en haut, d'abord doucement, puis, peu à peu on appuie davantage, en agissant toujours dans le même sens. Avec la paume de la main la règle est la même.

CHAPITRE XII

La brûlure est le résultat de l'action intense de la chaleur ou des caustiques sur le corps humain.

Elle est produite tantôt par des corps solides, (fer, cuivre, etc.) portés à une très haute température, tantôt par des liquides chauds et bouillants, tantôt par le soleil, etc...

On admet 6 degrés de brûlure.

1er degré. Rougeur de la peau.

2° degré. Formation de cloches sur la peau.

3° degré. Destruction de la peau, formation d'une eschare, plus ou moins profonde, variant du jaune au noir.

4° degré. Destruction de la peau jusqu'au tissu cellulaire sous-cutané, eschare profonde noirâtre, souvent humide.

5° degré. Mortification des parties molles jusqu'à l'os.

6ᵉ degré. Carbonisation de toute l'épaisseur de la partie, y compris l'os.

La gravité d'une brûlure dépend plus de son étendue que de son degré. Ainsi, une brûlure du premier degré, qui occupe toute la jambe est plus grave qu'une brûlure du cinquième et sixième degré qui n'atteint par exemple que les orteils.

La grande gravité d'une brûlure, est lorsque le brûlé a avalé par la bouche de la vapeur qui lui a brûlé les muqueuses de l'œsophage, de l'estomac, des bronches. Tels sont les accidents épouvantables qui se produisent dans les machines, dans le cas de rupture d'un tuyau de vapeur. Le plus souvent les hommes sont atrocement brûlés, quelquefois certains qui ont des brûlures extérieures légères et qu'on espère guérir, sont enlevés assez brusquement parce qu'ils ont, comme on le dit vulgairement, l'intérieur brûlé.

Quel que soit le degré de la brûlure, il y a trois périodes principales :

Une période de congestion.

Une période d'inflammation.

Une période de suppuration.

Traitement. — La première indication est de calmer la douleur par des compresses d'eau froide fréquemment renouvelées, et si la brûlure occupe le le tronc, le mieux est de plonger le malade dans un bain de 30 degrés à 33 degrés et de l'y maintenir en le surveillant pendant 6 ou 8 heures. Cela fait, il faut soustraire la brûlure au contact de l'air, en la pansant avec un linge troué imbibé d'huile d'olive, ou de liniment oléo-calcaire ou de vaseline boriquée, ou en la recouvrant de plusieurs couches de coton. S'il y a des phlyctènes ou cloches, on les ouvre pour faire couler le liquide qu'elles contiennent, en ayant soin de ne pas enlever l'épiderme soulevé.

L'inflammation vive sera combattue par les cataplasmes, les sangsues. Par la position et les mouvements, on s'opposera à la formation de cicatrices vicieuses qui pourraient amener des difformités. Il arrive souvent dans les grandes brûlures que le blessé est abattu et se refroidit, il importe alors de le remonter, de le stimuler, en lui donnant du vin chaud, des grogs, on le réchauffera avec des bouteilles d'eau, des briques chaudes.

Congélation. — C'est le résultat de l'action d'un froid très vif sur le corps humain. Tantôt le froid, quand il est excessif, agit sur le corps tout entier, et peut déterminer la mort ; tantôt le froid, n'agit que sur une partie du corps, ordinairement les extrémités : mains, pieds, oreilles, et l'effet produit est presque analogue à celui d'une brûlure.

Il y a trois degrés de congélation :

1er degré : Rougeur de la peau. Engelures.

2e degré : Formation de cloches sur la peau et ulcérations.

3e degré : Formation d'eschares.

TRAITEMENT. *Le corps tout entier est gelé.* — Il faut par dessus tout éviter d'approcher l'individu du feu, ou doit le frictionner avec de l'eau froide ou de la neige. Quand il sera un peu ranimé, on le placera dans un bain froid dont on élèvera graduellement la température jusqu'à 25°, jamais au-dessus. La réaction commençant à s'établir, on couchera le malade dans un lit non chauffé, dans une chambre sans feu et on lui donnera quelques cuillerées de vin sucré et même un peu d'eau-de-vie.

Une partie du corps est gelée. — Comme dans le cas précédent, il faut éviter la trop brusque chaleur. On commencera par des frictions de la partie avec de l'eau froide ou de la neige, ensuite on la plongera dans un bain froid, puis tiède. Les frictions doivent être douces.

Le pansement appliqué sur la partie gelée sera un pansement par occlusion, avec du collodion ou avec des bandelettes collodionnées.

Pour les engelures un pansement simple est la pâte suivante faite avec :

Camphre en poudre.	10 grammes.
Laudanum.	40 gouttes.
Eau-de-vie . . , ...	un peu pour faire la pâte.

CHAPITRE XIII

Le traitement des affections vénériennes est très rationnel et coupables sont ceux qui emploient à tort et à travers des injections qui leur font mal et qui produisent dans l'avenir des rétrécissements si désagréables.

Paraphimosis. — C'est l'étranglement qui se produit en arrière du gland, causé par un prépuce enflammé, à ouverture étroite, trop tiré en arrière.

Le gland devient rouge, gonflé, puis violet, la muqueuse du prépuce est également gonflée, rouge, forme un gros bourrelet en arrière du gland.

Le traitement est de réduire le paraphimosis, c'est-à-dire de faire repasser le gland par l'ouverture étroite du prépuce. Pour cela on commence par faire prendre au malade un bain de siège, puis entourant la verge d'un linge, on la saisit entre le pouce et l'index de la main gauche. Avec les doigts de la main droite, on pétrit le gland, doucement d'abord, puis plus fort, ainsi on réduit le volume du gland, et quand celui-ci est flasque et comme flétri, on refoule le gland vers l'anneau, tandis qu'avec la main gauche, on s'efforce de faire passer la bride par dessus la base du gland. Après quoi on donne un nouveau bain de siège, puis des bains locaux.

Uréthrite, chaude pisse. — C'est l'inflammation de la muqueuse qui tapisse le canal de l'urèthre. Tout d'abord on ressent un picotement dans le canal, puis en urinant une cuisson qui devient de plus en plus vive. Bientôt une goutte blanche apparaît au méat et l'écoulement jaune verdâtre s'établit.

TRAITEMENT. — Repos, supprimer vin et tafia. Mettre immédiatement un suspensoir. Au début, si l'inflammation est vive, boire du lait et 2 litres par jour d'eau de graine de lin, bains de siège, si c'est possible, bains locaux et commencer les injections suivantes :

Van Swieten. . . 1 partie ⎱ en prendre 4 dans la journée.
Eau bouillie . . . 9 parties. ⎰

     ou :

Résorcine. . . . 2 à 3 grammes ⎱ en prendre 2 par jour
Eau bouillie . . . 100 grammes. ⎰ (matin et soir).

Manière de prendre les injections. — Une injection ne doit pas être poussée avec force et doit être prise comme il suit : Le malade ayant pissé, on lui prescrira de placer un tampon au dessous des parties et de serrer les jambes pour comprimer le canal de l'urèthre et empêcher ainsi l'injection de franchir le col de la vessie.

On commencera par prendre une ou deux injections d'eau bouillie dites de propreté qui seront immédiatement rendues, puis on prendra l'injection médicamenteuse qui devra être gardée de 5 à 10 minutes dans le canal, en serrant le méat. Si l'inflammation est telle que les injections fassent mal, il ne faut pas insister, il faut même les supprimer et se borner au traitement à l'opiat, en commençant par 4 grammes par jour pour arriver à 10 grammes, puis diminuer et reprendre les injections antiseptiques, dès qu'elles ne seront plus douloureuses.

Si l'inflammation est trop vive, s'il y a des menaces d'orchite, il faut prendre le lit, prendre de la tisane de graine de lin, attendre même pour l'opiat, donner des bains de siège et bien soutenir les testicules. Les injections devront être absolument défendues.

En dehors des injections antiseptiques indiquées plus haut, il est formellement défendu à qui que ce soit d'en conseiller d'autres, le médecin seul peut ordonner des injections au sulfate de zinc, permanganate de potasse ou autres.

Orchite blennorrhagique. — C'est l'inflammation et la grosseur d'un et quelquefois des deux testicules.

Au début, repos au lit, bien soutenir les testicules sur lesquels on peut appliquer 10 sangsues, purger avec 35 grammes de sulfate de soude ou d'huile de ricin.

Ensuite bains de sièges ou grands bains prolongés,

onctions avec la pommade mercurielle sur la partie malade et cataplasmes.

Chancres, bubon. — Il y a deux sortes de chancre, le chancre induré et le chancre mou.

Le premier est moins mauvais en apparence que le second, et cependant il est beaucoup plus grave. Il est le plus souvent unique, petit, peu ulcéré, il a un pourtour très dur et il est accompagné de l'induration des ganglions de l'aine, adénite qui suppure rarement.

C'est le premier accident d'une terrible maladie la « syphilis ».

Le chancre mou, appelé aussi rongeur est plus gros que le chancre induré, il est plus ulcéré et suppure beaucoup. En outre il est multiple, c'est-à-dire que le plus souvent il y a plusieurs chancres, dont le pourtour n'est pas dur. En général ces chancres sont accompagnés d'un engorgement ganglionnaire des aines qui suppure presque toujours. C'est le vrai bubon.

TRAITEMENT. *Chancres*. — Bains locaux avec la solution :

```
Van Swieten . . . . . . . . . . . . . . . . . . . 1 partie
Eau . . . . . . . . . . . . . . . . . , . . . 3 parties
```

Pansement avec la poudre de iodoforme ou de calomel. Si l'inflammation est trop vive mettre un pansement humide avec une solution contenant un quart de Van Swieten.

Dans le cas où le chancre est induré, c'est-à-dire

syphilitique, commencer le plus tôt possible le traitement général.

Bubon. — Tant qu'il n'y a qu'un engorgement des ganglions, le traiter par des applications de teinture d'iode, des onctions mercurielles, ou l'emplâtre de Vigo laissé 3 ou 4 jours en place et par le repos au lit.

Si la suppuration s'établit, il faut immédiatement ouvrir le bubon, faire des injections avec du Van Swieten ou de la teinture d'iode additionnée de deux tiers d'eau et faire un pansement à l'iodoforme ou au salol. Si des décollements se produisent, évacuer le malade.

Syphilis. — La syphilis ou la vérole est un empoisonnement du sang. Elle débute par le chancre induré, puis ultérieurement apparaissent la roséole, éruption de taches rouges sur la poitrine et le ventre, des plaques muqueuses sur les lèvres, la langue ; plus tard se montre du psoriasis aux mains, aux pieds, c'est la peau qui s'enlève par petites écailles, les cheveux tombent, les yeux, les os se prennent, etc.

Traitement. — Nous ne parlons pas des piqûres. Tout d'abord prendre de la liqueur de Van Swieten dans du lait, en commençant par une cuillerée à bouche par jour, pour passer rapidement à deux, et s'arrêter après avoir pris 120 cuillerées. Ou prendre 100 pilules de protoïodure de mercure ($0^{gr},05$ centigrammes par pilule) en commençant par une et ne jamais dépasser deux.

Le traitement mercuriel étant terminé, repos pendant 1 mois, puis avaler 70 grammes d'iodure de potassium en commençant par 1 gramme pour arriver à 4 et 5 grammes par jour, et diminuer progressivement la dose avant de cesser. Si les accidents ont de la tendance à disparaître on s'arrêtera pendant 2 ou 3 mois, sinon pendant 1 mois, puis on reprendra suivant l'intensité des accidents ou 100 pilules de protoïodure de mercure ou 120 cuillerées à bouche de sirop de Boutigny.

Ce traitement, après un mois de repos, sera encore suivi de l'absorption de 70 grammes d'iodure de potassium. Les plaques muqueuses seront touchées avec la teinture d'iode, le crayon de nitrate d'argent.

Là ne se bornera pas le traitement du syphilitique quand bien même il n'observerait plus aucun accident. La syphilis, quelque bénigne qu'elle soit, doit être combattue pendant 4 années par un traitement dont les bases peuvent être les suivantes :

1re année, 2 traitements mercuriels alternés avec 2 traitements iodurés.

2e année, 2 traitements iodurés de préférence au printemps et à l'automne encadrant un traitement mercuriel.

3e année, 1 traitement mercuriel, 1 traitement ioduré.

4e année encore un traitement ioduré.

Nécessairement les intervalles de repos doivent être modifiés et les traitements mercuriels et iodurés doivent être augmentés proportionnellement à la gra-

vité de la maladie. C'est ainsi que certains syphili-
tiques ont du être traités pendant 10 ans et plus, et
quelques uns n'ont jamais pu se guérir, malgré des
doses énormes de mercure et d'iodure prises trop
tardivement.

CHAPITRE XIV

Gale. — Affection contagieuse caractérisée par des petits boutons, puis des vésicules, à chacune aboutit un sillon.

Ces boutons apparaissent principalement sur les avant-bras, le ventre, la verge, entre les doigts et produisent des démangeaisons très vives.

Traitement. — Frictions énergiques avec du savon noir ou de Marseille sur le corps, puis application de la pommade d'Helmerich, qui doit rester de 3 à 6 heures sur les boutons. Ensuite prendre un grand bain savonneux en recommandant au malade de se frotter vigoureusement.

Ce traitement doit se répéter pendant 2, 3 ou 4 jours.

Eczéma. — Il se reconnaît à 4 caractères principaux :

1° Rougeur de la surface malade;

2° Démangeaison permanente plus ou moins intense;

3° Sécrétion de sérosité citrine empesant le linge à la façon de l'empois.

4° État ponctué de la partie malade.

TRAITEMENT. — Il doit être surtout général, le malade devra prendre de temps en temps des purgatifs légers, se soumettre à une nourriture rafraîchissante et avaler 5 gouttes de liqueur de Fowler par jour.

On saupoudrera l'eczema avec de l'amidon ou on le recouvrira d'une couche de glycérine ou de vaseline et d'amidon.

Si l'inflammation est trop vive et s'il y a des croûtes, on fera appliquer un cataplasme de fécule.

Teignes. — Elle débute sur le cuir chevelu par des élevures grosses comme des têtes d'épingle, présentant à leur centre un petit corps jaune, bientôt les boutons augmentent de volume, la forme en godet s'accentue davantage ; des productions épidermiques ou purulentes apparaissent, finalement des croûtes d'abord séparées et bientôt réunies recouvrent les parties malades, et les cheveux tombent.

Les croûtes, siège de vives démangeaisons sont arrachées par le malade, mettant à nu une peau rouge et saignante. A cause de la contagion, on doit évacuer le malade, et le tenir à l'écart jusqu'au moment de son départ. On lui rasera les cheveux et on lui fera laver la tête 2 fois dans la journée avec du Van-Swieten.

Même recommandation pour la mentagre, affection du même genre qui se développe sur le menton et sur la face.

CHAPITRE XV

PREMIERS SECOURS A DONNER AUX ASPHYXIÉS EN GÉNÉRAL,
AUX NOYÉS EN PARTICULIER

L'asphyxie résulte d'un obstacle à l'entrée de l'air dans les poumons, elle peut se produire par :

1° *La strangulation ou étranglement.*

2° *La pendaison.*

3°. *La suffocation.* Lorsqu'un obstacle bouche l'entrée des voies aériennes ou qu'un poids comprime la poitrine.

4° *La submersion.*

5° *Le changement de composition de l'air expiré* dû tantôt à un défaut d'oxygène et à un excès d'acide carbonique, tantôt à la présence dans l'air d'un gaz toxique (oxyde de carbone dans le cas de suicide par le charbon, gaz des fosses d'aisances, des égouts, de l'éclairage).

Quel que soit le genre d'asphyxie, le traitement consiste : 1° *Enlever la cause* ; 2° *Rétablir la respiration* ; 3° *Ranimer la circulation.*

1° *Enlever la cause.* — On coupe la corde du pendu, on desserre le nœud qui comprime le cou, on dégage la poitrine du mineur ou du maçon pris sous un éboulement, on retire le corps étranger du gosier. Si l'asphyxie résulte de l'empoisonnement par l'acide carbonique, l'oxyde de carbone ou tout autre gaz délétère, on ouvre les fenêtres et on place le malade dans un courant d'air.

2° *Rétablir la respiration.* — On frictionne la poitrine et le dos de l'asphyxié avec un gant de crin, on le flagelle, on lui insuffle de l'air par la bouche, on fait la respiration artificielle, on pratique des mouvements rythmés de la langue en l'attirant en dehors, à raison de 18 fois par minute.

Le meilleur moyen de pratiquer la respiration artificielle est le suivant : On couche le malade sur le dos, les épaules soulevées et soutenues. On se place derrière la tête de l'asphyxié et on saisit ses bras. On les ramène à soi derrière la tête en 2 temps, d'abord en croix puis tout à fait en haut. On s'arrête 2 ou 3 secondes et on fait redescendre les bras le long du corps, pendant qu'un aide comprime le creux de l'estomac avec la main. Puis on recommence et on continue à raison de 18 mouvements pour une minute.

3° *Ranimer la circulation.* — Les frictions, les sinapismes, les ventouses, les flagellations du corps sont les meilleurs moyens.

Aux noyés, quelques soins sont spéciaux. On débarrasse la bouche et le nez des mucosités, et on

couche le noyé un peu sur le côté pour faire sortir
l'eau qu'il à ingérée en excès. Il ne faut jamais
donner à boire aux noyés, surtout de l'eau-de-vie.
On aide les vomissements en chatouillant la gorge
avec une plume d'oie. Quand la respiration est bien
rétablie, la chaleur et la circulation rappelées on administre au noyé quelques gouttes d'eau de mélisse
sur du sucre, ou un grog ou un vin chaud.

Il ne faut pas se lasser trop tôt de secourir un asphyxié, certains noyés n'ont donné des signes de vie
qu'après plusieurs heures d'insensibilité. Ce sont les
manœuvres de la respiration artificielle et les tractions rythmées de la langue qui devront être conti-
nuées pendant plusieurs heures.

CHAPITRE XVI

Les secours à donner à une victime de l'empoisonnement sont de 3 sortes. Le poison étant reconnu il faut :

1° *L'évacuer ;* 2° *Le neutraliser ;* 3° *Donner à l'empoisonné les soins médicaux que réclame son état.*

1° *Evacuer le poison.* — On a recours aux vomitifs et aux purgatifs. Les premiers sont l'émétique à la dose de 0 gr. 05 centigrammes ou la poudre d'Ipéca à la dose de 1 gramme, ou le sulfate de cuivre à la dose de 0 gr. 20 centigrammes dans 2 cuillerées à bouche d'eau. Quand on suppose que le poison a franchi l'estomac et qu'il se trouve dans l'intestin, on associe à l'émétique un purgatif, 40 grammes de sulfate de soude ou même 50 grammes de sel ordinaire que l'on dissout dans 1 litre d'eau et que l'on administre par verrée.

2° *Neutraliser le poison.* — C'est donner une

substance ou un contre-poison qui annule l'effet offensif du poison.

3° *Soins consécutifs.* — Un empoisonnement est une véritable maladie dont les suites peuvent être très graves et nécessiter des soins tout à fait spéciaux.

Conduite à tenir dans les empoisonnements en particulier. Acides. — Dans le cas d'empoisonnement par les acides tels que l'acide sulfurique, l'acide azotique, etc., il faut immédiatement administrer des bases, c'est-à-dire de la magnésie hydratée, de l'eau de chaux en abondance ou à défaut quelques poignées de cendres que l'on délaie dans l'eau.

Alcalis (*potasse, chaux, ammoniaque*). — Dans ce cas il faut donner des acides, de l'eau vinaigrée (100 grammes de vinaigre dans 1 litre d'eau), de la limonade sulfurique (2 grammes d'acide sulfurique pour 1 litre d'eau) de la limonade citrique, tartrique.

Poisons végétaux. — Au début vomitif ou purgatif et quelquefois les deux.

L'empoisonnement par l'*opium* doit être combattu par une solution de tannin (2 grammes pour 100 d'eau) ou mieux encore la solution d'iodure de potassium iodurée :

Iodure de potassium.	0 gr. 40
Teinture d'iode. . . . . . . :	6 gouttes
Eau.	1 litre

Il faut tenir le malade éveillé, au besoin le flageller, lui donner du café fort, lui faire des frictions, lui mettre des sinapismes.

Par la belladone et la ciguë. — Solution de tannin ou d'iodure de potassium ioduré, infusion de thé.

Par la digitale. — Eau albumineuse (4 blancs d'œuf et un peu de sucre dans un litre d'eau) solution de tannin.

S'il y a de la dépression, ordonner de l'eau-de-vie, ou 8 à 10 gouttes d'ammoniaque dans un demi verre d'eau.

Par la strychinne ou la noix vomique. Faire respirer du chloroforme et prendre par verrée la solution iodurée.

Poisons minéraux. *Par l'émétique.* Donner une potion au tannin, puis des excitants alcooliques.

Par le cuivre. — Administrer de suite un vomitif, puis boire beaucoup de lait, d'eau albumineuse, prendre 0 gr. 10 centigrammes de fer réduit dans du miel ou de l'eau.

Par le plomb. — Vomitif, lait, eau albumineuse et limonade sulfurique. Fer réduit 0 gr. 10 centigrammes dans du miel.

Par le phosphore. Faire vomir avec 0 gr. 20 centigrammes de sulfate de cuivre, puis donner la potion :

Essence de térébentine.	4 grammes
Sirop de fleurs d'oranger	20 grammes
Eau gommée sucrée	100 grammes.

A prendre par cuillerées à bouche toutes les heures. Supprimer les huiles, graisses et l'alcool.

Par l'arsenic. — Faire vomir avec 0 gr. 10 ou

0 gr. 15 centigrammes d'émétique, boire de l'eau albumineuse tiède et prendre de la magnésie à la dose de 20 à 50 grammes.

Par les mercuriaux. — Eau albumineuse, puis faire vomir, ensuite magnésie ou cendres délayées dans l'eau.

Par les champignons. — Prendre immédiatement un mélange d'émétique 0 gr. 20 centigrammes, sulfate de soude 30 grammes, en 2 fois dans un grand verre d'eau tiède. Puis 50 à 60 gouttes d'éther dans de l'eau sucré.

Par les moules. — Comme pour les champignons, vomitif et purgatif, puis potion :

Ether	30 gouttes
Laudanum	30 gouttes
Eau sucrée	100 grammes

Si les moules contiennent du cuivre, faire boire beaucoup d'eau albumineuse, du lait, et donner 0 gr. 10 centigrammes de fer réduit.

MÉDICAMENTS ET PANSEMENTS

Dans cette suite de conférences je me suis attaché à restreindre au minimum le bagage pharmaceutique et à employer le moins de médicaments possible.

Le coffre ou l'armoire à médicaments à installer dans chaque poste isolé de tout secours médical devrait comprendre :

Acide borique.
Alun.
Bismuth.
Bi-carbonate de soude.
Calomel.
Chloroforme.
Diachylum.
Iodoforme.
Ipéca en poudre.
Laudanum.
Liqueur de Fowler.

Pommade d'Helmerich.
Poudre de quinquina.
Solution phéniquée concentrée à 1/2.
Solution salée au bi-chlorure de mercure à 1/15.
Sous-acétate de plomb liquide.
Sulfate de quinine.
Sulfate de soude.
Teinture d'iode.
Vésicatoire.

Pour faire un litre de solution phéniquée forte on mettrait 100 grammes de la solution phéniquée concentrée dans 900 grammes d'eau.

Pour un litre de solution phéniquée faible, on mettrait la moitié moins, c'est-à-dire 50 grammes dans 900 d'eau.

Pour faire un litre de Van Swieten on mettrait 15 grammes de la solution salée au bi-chlorure de mercure dans un litre d'eau.

Pour faire un litre d'eau blanche, on mettrait 20 gr. de sous-acétate de plomb dans un litre d'eau.

———

A ces médicaments on ajouterait :
Du coton hydrophile ou de l'étoupe purifiée.
Des paquets de gaze antiseptique. — Quelques bandes.
De la gutta percha laminée ou de la toile imperméable.
Des aiguilles et des épingles à suture.
De la soie antiseptique à ligatures.
Une petite balance avec poids divers.

———

Dans le cas où les poids manqueraient on se rappellerait les contenances suivantes :

	CUILLER		
	à bouche	à dessert	à café
Liquides aqueux . . .	16 gram.	12 gram.	4 gram.
Sirops	20 —	15 —	5 —
Huiles	12 —	9 —	3 —

Un verre à Bordeaux contient de 60 à 70 grammes.
Un grand verre contient de 120 à 130 grammes.

Le gramme équivaut à une moyenne de 20 gouttes.

TABLE DES MATIÈRES

FIN DE LA TABLE

Saint-Amand (Cher). — Imp. DESTENAY, Bussière frères